U0295272

上海市科委中医重点项目
——"夏氏外科治疗湿疹多中心临床研究"
项目编号：14401970200

中西医结合诊治湿疹

主编　缪　晓　李　欣

上海交通大学出版社

内容提要

本书立足中西医结合,从病因、诊断、临床分型、中医的认识等几个章节,阐述了湿疹的病因病机和临床诊断与治疗。特别是中医部分深入浅出,系统简洁地论述了一些中医基本概念,中医对湿疹的认识、辨证和治疗,并附有典型医案。本书从生活实际出发,对长期困扰临床医生和患者的一些中西医问题作了简明扼要的阐述。因此,本书不但适合临床各科特别是皮肤科医师、中西医结合工作者参考,也适合普通读者阅读。

图书在版编目(CIP)数据

中西医结合诊治湿疹/缪晓,李欣主编. —上海:上海交通大学出版社,2017

ISBN 978-7-313-17294-5

Ⅰ.①中…　Ⅱ.①缪…②李…　Ⅲ.①湿疹-中西医结合疗法　Ⅳ.①R758.23

中国版本图书馆 CIP 数据核字(2017)第 134576 号

中西医结合诊治湿疹

主　　编:缪　晓　李　欣
出版发行:上海交通大学出版社　　　地　　址:上海市番禺路 951 号
邮政编码:200030　　　　　　　　　　电　　话:021-64071208
出 版 人:郑益慧
印　　制:常熟市文化印刷有限公司　　经　　销:全国新华书店
开　　本:850mm×1168mm　1/32　　印　　张:8.625
字　　数:197 千字
版　　次:2017 年 6 月第 1 版　　　　印　　次:2017 年 6 月第 1 次印刷
书　　号:ISBN 978-7-313-17294-5/R
定　　价:38.00 元

编　委　会

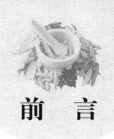

前　言

　　湿疹（eczema）可谓是困扰人类历史最长、使人类最为痛苦的皮肤病之一，eczema在古希腊的时候，即意为"沸腾"，用来形容湿疹瘙痒的难受感觉。随着近年来生活环境的变化和工作压力增大，湿疹发病率逐年上升，患者日益增多。

　　湿疹发病人群广泛，不分年龄、性别和地域。随着科学研究的日益深入，当代医学对湿疹的病因、发病机制和临床治疗已取得了长足的进步，研制了一些内服药物和外用制剂并推广上市，取得了肯定的疗效。但是人们对湿疹根本病因和确切的发病机制仍然缺乏深入的认识，目前对湿疹治疗的远期疗效并不能让患者满意，"反复发作"成为最让医生和患者苦恼的问题。

　　中医学是一个伟大的宝库，中医学对湿疹的认识源远流长。中医学对于湿疹的治疗，有着较长的研究历史和较好的临床效果。本书立足中西医结合，系统而简洁地向临床工作者和患者介绍中医的一些基本概念，中医学对湿疹的认识，中医学对湿疹的辨证和治疗，列举了不少临床上应用效果明显的中药汤剂和中成药，为临床开拓思路及治疗提供更多的办法。此外，针灸作为中医学最有特色和在世界医学领域影响巨大的技术之一，在湿疹的治疗上也是疗效显著，完全值得进一步地推广和发展。

　　无论对于中医还是西医，湿疹都是一个十分"复杂"的疾病，也是一个古老的病名。在中西医学发展的历史上，随着医生对瘙痒和过敏性皮肤病认识的逐步深入，产生了许多新病名，其中一些病名和观点并未进行系统的规范，所以难免有所重叠，容易使临床工作者和患者产生混淆，本书也试图对此作了一些回答，供大家参考。

　　此外，目前仍然没有任何一种方法可"根治"湿疹，所以说"三分治疗，七分养护"，对于患者而言，注意日常生活上的细节，是避免湿疹复发、早日摆脱困扰的"必修课"，对此，本书也提供了一些比较翔实的建议。

　　医学是十分复杂的科学，希望非专业的读者在专业医师的指导下进行治疗。笔者从目前医学界对湿疹的认知角度作了详尽的阐释，但又因医学日新月异地发展，本书中所存在的缺憾希望各位专家学者和广大的读者朋友不吝指正，以期将来再版时改正。

编　者

2017 年 5 月

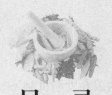

目　录

第
一
章

概述

第一节　湿疹的概念与历史

一、概念与历史

湿疹(eczema)是由多种内外因素引起的真皮浅层和表皮的炎症。病因复杂,一般认为与变态反应有关。临床上,瘙痒剧烈,急性期者,以丘疱疹、渗出为主;慢性期者,以苔藓样变为主。其临床表现具有对称性、多形性、复发性和瘙痒剧烈等特点。

湿疹的英文名词 eczema,源于古希腊词 ekzein,意为"沸腾",形象地形容全身剧烈瘙痒后的那种感觉。可见,即使从西方医学角度来讲,湿疹也是人类认识较早、深受其苦、时间较长的一种疾病。

中医学统称本病为"湿疮"。因临床特点各异,中医学又有不同的名称。如浸淫遍体,滋水较多者,称"浸淫疮";以丘疹为主的称"血风疮"或"粟疮";发于手部的称"𤻤疮";发于耳部的称"旋耳疮";发于乳头部的称"乳头风";发于脐部的称"脐疮";发于阴囊部的称"肾囊风";发于四肢弯曲部的称"四弯风",等等。

《诸病源候论·疮候》说:"疮者,由肤腠虚,风湿之气,折于血气,结聚所生。多着手足间,递相对,如新生茱萸子,痛痒,抓搔成疮,黄汁出,浸淫生长,拆裂,时瘥时剧"。《诸病源候论·湿癣候》说:"湿癣者,亦有匡郭,如虫行,浸淫,亦湿痒,搔之多汁成疮,是其风、毒气浅,湿多风少,故为湿癣也"。巢元方《诸病源候论·浸淫疮候》中说:"浸淫疮是心家有风热,发于肌肤,初生甚小,先痒后痛而成疮,汁出浸溃肌肉,浸淫渐阔,乃遍体……以其渐渐增长,因名浸淫也。"可见,历代文献中对本病的描述与现代医学所说的湿疹皮损对称分布、剧烈瘙痒、有湿润倾向等症状相一致。

二、湿疹与皮炎

很多患者在就诊时,往往被湿疹、皮炎、过敏性皮炎等术语搞糊涂。其实,由于历史的原因,变态反应性皮肤病的命名、界定甚至诊断,有一定的交叉乃至含混。学术界对湿疹的概念及其分类存在不同看法,有的主张废弃"皮炎"这一名词,有的则主张废弃"湿疹"这一临床病名。

皮炎,顾名思义,就是指"皮肤的炎症",是一个十分广泛的皮肤病理的概念。临床上以红斑为主,兼有丘疹、斑丘疹,如果能够明确是因为某种体质的患者接触某种致敏物质后引起的,则称为接触性皮炎;如果是因为不合理应用糖皮质激素类外用制剂,则称为激素依赖性皮炎;如果因为饮食不慎,或者水土不服,或者季节变化,有时临床医师笼统称为过敏性皮炎。

但是,湿疹是有特定含义的疾病。它在急性期有较强的渗出倾向,皮疹呈多样性,亚急性期表现为点状糜烂,慢性期则有局部浸润和肥厚。而一般的皮炎,则主要以红斑为主。不少人认为,湿疹和某些类型的皮炎具有类似的病理变化,可能湿疹患者最初表现为某种皮炎,特别是接触性皮炎,但久而久之长期反复搔抓刺激后皮疹表现为湿疹样。而原先某些病因不明的湿疹患者,因为随着医学的进步可能找到过敏原,从而可以划归过敏性皮炎的范畴。但无论如何,湿疹和皮炎虽有不少共同点,但临床上也可以见到很多不同之处。一般接触性、过敏性皮炎在停止接触过敏原之后往往能较易痊愈,但湿疹却表现出迁延难愈、反复发作的特点。

异位性皮炎,即特应性皮炎,有时也俗称为婴儿湿疹、奶癣等。这一病名为 1933 年由瓦也斯(Wise)及苏兹伯格(Sulzberger)最早提出的。而"异位性"一词为柯卡(Coca)于1925 年首先倡议,其含义是:患者或家族成员易罹患哮喘病、枯草热(花粉症)、过敏性鼻炎、荨麻疹、湿疹等疾病史;对异种蛋白过敏;患者血清中 lgE 值增高;患者血清中嗜酸性粒细胞增多。异位性皮炎是明确伴有遗传因素的特殊的变态反应性皮肤病,与普通的湿疹并不一样。

第二节　中医学对湿疹的认识

一、中医学对湿疹的认识

中医学对湿疹的认识历史悠久,通常将本病统称为"湿疮",而根据临床表现及发病部位不同,可以分为"浸淫疮""血风疮""旋耳疮""风赤疮痏""乳头风""脐疮""瘑疮""肾囊风""阴湿疮""风疮""四弯风"等。近年来也有学者根据发病年龄不同,分为婴儿湿疹、儿童湿疹、成人湿疹及老年人湿疹。

从中医古籍文献对湿疹的记载可以看出,随着时间的推移,中医对该病的认识在不断深入,因、机、证、治的记述也在逐步完善。

1. 浸淫疮

在汉代张仲景《金匮要略·疮痈肠痈浸淫病脉证并治》中这样记载:"浸淫疮,从口起流向四肢者可治,从四肢流来入口者不可治……浸淫疮,黄连粉主之。"而清代吴谦《医宗金鉴·外科心法要诀》云:"浸淫疮发火湿风,黄水浸淫似疥形,蔓延成片痒不止,治宜清热并消风。并注:浸淫疮,初生如疥,搔痒无时,蔓延不止,抓津黄水,浸淫成片,由心火、脾湿受风而成。初服升麻消毒饮加苍术、川黄连。抓破津血者,宜服消风散,外擦青蛤散即愈。若脉迟不食,黄水不止,此属脾败,不治之证也",该记述对"浸淫疮"的描述就相对完善了,而且方、药明确。

2. 血风疮

关于"血风疮"的认识存在一定差异,明代申斗垣《外科启玄》(卷七)中这样记述:"此疮多在两小腿里外臁,上至膝,下至踝骨。乃血受风邪而生也。多痒,抓破出黄水成疮,况内有虫。延及十数,未遇良方,故不能取效也。方在后,勿以寻常比之",而在《医宗金鉴·外科心法要诀》中云:"血风疮证生遍身,粟形搔痒脂水淫,肝肺脾经风湿热,久郁燥痒抓血津。认为此证由肝、脾二经湿热,外受风邪,袭于皮肤,郁于肺经,致遍身生疮。形如粟米,搔痒无度,抓破时,津脂水浸淫成片,令人烦躁、口渴、搔痒,日轻夜甚。宜服消风散,外敷雄黄解毒散。若日久风邪郁在肌肤,则耗血生火,搔痒倍增,夜不得寐,挠破津血,心烦,大便燥秘,咽干不渴,此属火燥血短。宜服地黄饮,外擦黄连膏、润肌膏,合而用之悉效。兼忌椒、酒、鸡、鹅、动风等物。"从文中不难看出,前者是对小腿湿疹的描述,后者则指丘疹型湿疹,可见在古代由于受限于信息的畅通等因素,各医家认识还是存在一定差异的。

3. 风赤疮痍

眼睑湿疹称为"风赤疮痍",见于《秘传眼科龙木论》,之后在清代沈金鳌《杂病源流犀烛》(卷二十二)中云:"由脾脏风热蕴结,两睑似朱涂而生疮,黑睛端然无染,不治便生翳膜。"文中形象地描述了眼部湿疹的症状"眼睑红肿起疮及溃烂"。

4. 旋耳疮

耳部湿疹称"旋耳疮",又名"月食疮",首载于隋代巢元方《诸病源候论·月食疮候》:"月食疮,生于两耳,及鼻面间,并下部诸孔窍侧,侵食乃至筋骨。月初则疮盛,月末则疮衰,以其随月生,因名之为月食疮也。"清代祁坤《外科大成》(卷三)云:"耳镟者,生耳后缝间,延及上下,如刀裂之状,随月之盈虚,故名月蚀疮。"清代吴谦《医宗金鉴·外科心法要诀》云:"旋耳疮生耳后缝,疮延上下连耳疼,状如刀裂因湿热,穿粉散搽即成功。认为此证生于耳后缝间,延及耳折,上下如刀裂之状,色红,时津黄水,由胆、脾湿热所致。然此疮月盈则疮盛,月亏则疮衰,随月盈亏,是以又名月蚀疮也。宜穿粉散搽之,即可成功。"病名在逐步规范,记述内容也在不断丰富。

5. 乳头风

乳房湿疹被称为"乳头风",记载见于清代名医高秉钧《疡科心得集》卷中:"乳头风,乳头干燥而裂痛如刀刺,或揩之出血,或流黏水,或结黄脂,此由暴怒抑郁,肝经火邪不能施泄所致。胎前产后俱有之。"可见其发生多由肝火不能疏泄,肝胃湿热蕴结而成。

6. 脐疮

脐部湿疹称为"脐中出水",见于清代许克昌《外科证治全书》："脐中不痛不肿,甚痒,时流黄水,或浸淫成片。此肠胃积湿,宜服芩连平胃散,外撒三妙散即愈。忌酒、面、生冷、果菜,庶不复发。"此记述包括饮食调护,描述相对完备。

7. 肾囊风

阴囊湿疹古籍中可见"胞漏疮""肾囊风""绣球风""湿阴疮"之称。明代申斗垣《外科启玄》(卷七·胞漏疮)云:"此疮乃肝经湿热所致,外胞囊上起窠子作痒,甚则滴水,湿其中衣,久治不瘥者,宜服黄芩滑石牵牛大黄甘草木通等剂,以逐其湿,外以鲫鱼散搽之效。"明代陈实功的《外科正宗》首先提出"肾囊风"病名,谓:"肾囊风,乃肝经风湿而成,其患作痒,喜浴热汤;甚者疙瘩顽麻,破流脂水。宜蛇床子汤熏洗二次即愈",对本病的局部形征作了详尽的描述。

8. 阴湿疮

外阴湿疹称"阴湿疮",清代祁坤《外科大成》曰:"阴湿疮生阴毛之际,如疥如癣,瘙痒难忍,由肾虚风热所致。搽银杏散,初次痛甚,忍之,三日三上,则不痛而全愈矣。"

9. 风疳

肛门湿疹称为"风疳",清代祁坤《外科大成》曰:"风疳形如风癣,破流黄水,遍体浸淫。由风湿客于谷道也。搽如圣膏。"

10. 瘑疮

手足湿疹称"瘑疮",首见于隋代巢元方《诸病源候论.疮病诸候·瘑候》:"瘑疮者,由肤腠虚,风湿之气,折于血气,结聚所生。多着手足间,递相对,如新生茱萸子,痛痒,抓搔成疮,黄汁出,浸淫生长,拆裂,时瘥时剧,变化生虫,故名。"清代祁坤《外科大成》(卷二·手部)记载曰:"生于手足,形如茱萸,相对痒痛,破流黄汁浸淫,时瘥时发,由风湿客于肤腠也,以杀虫为主,用藜芦膏敷之。"后者较前者有了明确的治疗记载。

11. 肾脏风

小腿湿疹称为"肾脏风",见于清代许克昌、毕法合撰《外科证治全书》:"肾虚,风邪乘于膝胫,皮肤如癣,搔起痒,久则成脓水淋漓,渐延上股。甚则延及遍身,日轻夜重,眼目晕花,口燥吐痰,腰腿倦怠,发热盗汗。治法用六味地黄丸补肾水为主,佐以四生散祛风邪。若脾胃虚弱者,兼服补中益气汤,外用葱椒汤洗,绣球丸擦之。"

12. 四弯风

肘膝关节的屈侧湿疹中医称"四弯风",首见于清代祁坤《外科大成》:"四弯风,生于腿弯脚弯。一月一发,痒不可忍,形如风癣,搔破成疮。用大麦一升入砂锅内,水煮麦开花为度。趁热先熏后洗,日二三次,五七日可愈。"清代吴谦《医宗金鉴·外科心法要诀》亦云:"四弯风生每腿脚弯,每月一发最缠绵,形如风癣风邪袭,搔破成疮痒难堪"。提出:"法宜大麦一升熬汤,先熏后洗,次搽三妙散,渗湿杀虫,其痒即止,缓缓取效。"

从浩瀚的中医古籍对湿疹的记载来看,它经历了从一个简单的病名记载到形象的疾病症状与体征描述,最后在经历历代医家逐步完善过程中,到明清时逐步有了相对完善的理、法、方、药记载,可见对其认识在不断加深,病名等记载在不断规范化,特别是清代吴谦集大成的医学巨著《医宗金鉴》,在《外科心法要诀》中将历代对湿疹的认识集于一处,其对各湿疹描述因机证治记载都相对完善,临床指导价值极大。然而,由于受制于古代科学技术条件限制,古人对于各型湿疹的记载并不是十分完备,需要后人继续将其完善,借助现代科技的优秀成果,今天的医学工作者借助大数据等分析方法对各型湿疹进行了规范化,使得其病名规范,各种湿疹辨证分型明确,理、法、方、药更是一一对应,较之前有了很大进步,可以说,今天对于湿疹的认识已渐趋完善,但对于眼部湿疹等局部湿疹研究尚不够完备,今后将继续深入研究,使其更趋完善。

二、中医学对阴阳的认识

中医学所指的阴阳只是一种抽象的概念,其中阴表示有形的、抑制的、沉静的事物,而阳与阴相反,表示无形的、亢奋的、上扬的事物。世间一切事物或现象都存在着相互对立的阴阳两个方面。

阴阳学说的基本内容包括阴阳对立、阴阳互根、阴阳消长和阴阳转化 4 个方面。阳与阴属性相反,此为阴阳对立,而对立的阴阳双方又是互相依存的,任何一方都不能脱离另一方而单独存在。如上为阳,下为阴,而没有上也就无所谓下,每一方都以相对的另一方的存在作为自己存在的条件,此为阴阳互根。阴阳之间的对立制约、互根互用始终处于一种消长变化过程中,于变化中达到动态平衡。这种消长变化是绝对的,而动态平衡则是相对的。比如白天阳盛,人体的生理功能也以兴奋为主;而夜间阴盛,机体的生理功能相应地以抑制为主。从子夜到中午,阳气渐盛,人体的生理功能逐渐由抑制转向兴奋,即阴消阳长;而从中午到子夜,阳气渐衰,则人体的生理功能由兴奋渐变为抑制,这就是阳消阴长。阴、阳双方在一定的条件下还可以互相转化,即所谓物极必反。

在中医学理论体系中,处处体现着阴阳学说的思想。阴阳学说可用来:①阐释人的组织结构:从人体部位来说体表为阳,体内为阴;背属阳,腹属阴;四肢外侧为阳,四肢内侧为阴。以脏腑来分,五脏(心、肝、脾、肺、肾)属阴,因其功能以静为主;

六腑(胆、胃、小肠、大肠、膀胱、三焦)属阳,因其功能以动为主,等等。②概括人的生理功能:中医学认为人体的正常生命活动是阴阳两个方面保持着对立统一协调关系的结果。人体的物质基础属阴,而生理功能活动属阳,两者互相依存。③说明人的病理变化:阴阳学说认为疾病的发生是人体阴阳失衡所致。许多情况下,疾病发生、发展的过程,就是正邪抗争、各有胜负的过程。这一过程可以用阴阳偏胜、阴阳偏衰、阴阳互损、阴阳转化作概括性的解释。④指导疾病的诊断和治疗:中医诊断疾病首先要分清阴阳,既可以用阴阳来概括证型,又可以用阴阳来分析四诊。急性泛发全身,变化快和自觉痒痛明显的皮肤病属阳,慢性、渗出性、肥厚性,以及自觉症状较轻微的皮肤病属阴;脉象浮、数、洪大者属阳,沉、迟、细小者属阴。表证、实证、热证属阳;里证、虚证、寒证属阴等。⑤认识中药的性味:寒、凉药属阴,温、热药属阳;味酸、苦、咸者属阴,味辛、甘、淡者属阳;具有收敛、沉降作用者属阴,而具发散、升浮作用者属阳。在临床用药时,应当根据疾病的阴阳性质决定治疗原则,再根据药物的阴阳属性来决定用药。⑥确定治疗原则:阳邪过盛所致的实热证,以热者寒之的原则用寒凉药物清热;对于阴盛所致的寒实证,则应以寒者热之的原则用温热药来祛寒。而对于阴虚所致的虚热证,要以滋阴药以补虚;对于阳虚引起的虚寒证,则要以温阳药以补阳。在阴阳两虚的情况下,就必须阴阳两补。

以湿疹为例,湿疹的皮损以红色为主,在阴阳辨证里就属于阳证,所以说湿疹应该属于阳有余,而必然导致阴不足,治疗湿疹的药物多数是以清热凉血为主,就是这个道理。当然如果病久了就会阴损及阳,出现形寒畏冷的表现,这就是阳气也受损了。

三、中医学对精、气、血、津液的认识

精、气、血、津液学说中的精、气概念，与中国古代哲学的精、精气、气范畴有着密切的关系：哲学上的精、精气、气是标示世界本原的物质存在，是抽象的概念；而精、气、血、津液学说中的精、精气、气则是医学科学中的具体物质概念。

1. 气

气，一是指维持人体生命活动的基本物质，如饮食中的水谷之气，吸入之清气（即氧气）等。二是指生命活动的动力。其功能可归结为 3 点：①气能生化万物，滋养人体的一切脏器组织。②由于气的动力作用，能使一切营养物质输布于全身。③有保护人体、防御外邪、调节内外环境统一的作用。

2. 血

血是在脉中循环流动、运载精气、营养全身的液体。营气行于脉中，故营气为血液的组成部分，是循脉上下、营运全身的主要组成成分。营气和血的关系密切，可分而不可离，常合称为营血。

气血之间有着互相依存的密切关系。血运行于全身，循环不息，以营养机体各部。血盛则形体也盛，血衰则形体也衰。血的化生与运行必须依赖于气的作用，但气的这一功能的实现，又须依赖于血的营养。

3. 精

精的含义有二：一是指与生殖有关的精，即先天之精；二是指五脏之精，由饮食水谷而来，即后天之精。它是人体生命起源的物质基础，又是生命活动的物质基础，它密切关系着人体的生殖、生长、发育、衰老、死亡的整个过程。

4. 津液

津液是体内一切正常水液的总称。它来源于饮食,经脾胃运化之后产生水谷精微的液体部分,注入经脉,输布全身,营养机体。津与液既相似,又不同,其性质、分布部位和作用各有区别。清而稀者为津,渗透浸润于肌肤腠理之间,有濡养肌肉、充润皮肤的作用,如组织间液、淋巴液等。浊而稠者为液,流行灌注于关节、脑髓、孔窍等处,有润滑关节、滋养脑髓、濡润乳窍的作用,如关节液、唾液等。津与液就整体的功用来说又同属一体,互相影响、互相转化,所以津与液常常并称为津液。津液又是血的组织成分,故与血的关系密切。

以湿疹为例,湿疹的红斑鳞屑皮损在中医意味着血离开了经脉,胡乱行走于肌肤,为什么血会离开经脉,是因为受到了"热"的胁迫,故称为"血热妄行"。而血热妄行的原因是气有余。中医认为气有余便是火,火热必然迫血妄行,从而形成红斑。久病之后热灼津液,必然还会出现津液不足的现象。

四、中医学对五行的认识

将古代哲学理论中以木、火、土、金、水 5 类物质的特性及其生克制化规律来认识、解释自然的系统结构和方法论运用到中医学而建立的中医基本理论,用以解释人体内脏之间的相互关系、脏腑组织器官的属性、运动变化及人体与外界环境的关系这种观点起源于《洪范》。

1. 五行的特性

木的特性:日出东方,与木相似。古人称"木曰曲直"。"曲直"实际是指树木的生长形态,为枝干曲直,向上向外周舒展。因而引申为具有生长、升发、条达舒畅等作用或性质的事物,均归属于木。

火的特性：南方炎热，与火相似。古人称"火曰炎上"。"炎上"是指火具有温热、上升的特性。因而引申为具有温热、升腾作用的事物，均归属于火。

土的特性：中原肥沃，与土相似。古人称"土爰稼穑"，是指土有种植和收获农作物的作用。因而引申为具有生化、承载、受纳作用的事物，均归属于土。故有"土载四行"和"土为万物之母"之说。

金的特性：日落于西，与金相似。古人称"金曰从革"。"从革"是指"变革"的意思。引申为具有清洁、肃降、收敛等作用的事物，均归属于金。

水的特性：北方寒冷，与水相似。古人称"水曰润下"。是指水具有滋润和向下的特性。引申为具有寒凉、滋润、向下运行的事物，均归属于水。

2. 五行的确定

五行的确定，主要靠归类和推演法。归类法指事物的五行属性是将事物的性质与五行的特性相类比得出的。如事物与木的特性相类似，则归属于木；与火的特性相类似，则归属于火等。例如，以五脏配属五行，则由于肝主升而归属于木，心阳主温煦而归属于火，脾主运化而归属于土，肺主降而归属于金，肾主水而归属于水。以方位配属五行，则由于日出东方，与木的升发特性相类，故归属于木；南方炎热，与火的炎上特性相类，故归属于火；日落于西，与金的肃降特性相类，故归属于金；北方寒冷，与水的特性相类，故归属于水。

推演法：如肝属于木，则肝主筋和肝开窍于目的"筋"和"目"亦属于木；心属于火，则"脉"和"舌"亦属于火；脾属于土，则"肉"和"口"亦属于土；肺属于金，则"皮毛"和"鼻"亦属于金；肾属于水,则"骨"和"耳"、"二阴"亦属于水。

　　3. 五行的生克乘侮

　　(1) 相生与相克。相生,是指这一事物对另一事物具有促进、助长和滋生的作用;相克,是指这一事物对另一事物的生长和功能具有抑制和制约的作用。相生和相克,在五行学说中认为是自然界的正常现象;对人体生理来说,也是属于正常生理现象。正因为事物之间存在着相生和相克的联系,才能使自然界维持生态平衡,使人体维持生理平衡,故说"制则生化"。

　　五行相生的次序是:木生火,火生土,土生金,金生水,水生木。

　　五行相克的次序是:木克土,土克水,水克火,火克金,金克木。

　　由于五行之间存在着相生和相克的关系,所以从五行中的任何"一行"来说,都存在着"生我"、"我生"、"克我"和"我克"四个方面的联系。

　　"生我"和"我生",在《难经》中比喻为"母"和"子"的关系。"生我"者为"母","我生"者为"子",所以五行中的相生关系又可称作"母子"关系。如以火为例,由于木生火,故"生我"者为木;由于火生土,故"我生"者为土。这样木为火之"母",土为火之"子";也就是木和火是"母子",而火和土又是"母子"。

　　"克我"和"我克",在《内经》中称作"所不胜"和"所胜"。即是"克我"者是"所不胜","我克"者是"所胜"。再以火为例,由于火克金,故"我克"者为金;由于水克火,故"克我"者为水。

　　相生与相克是不可分割的两个方面。没有生,就没有事物的发生和成长;没有克,就不能维持其正常协调关系下的变化和发展。只有依次相生,依次相克,如环无端,才能生化不息,并维持着事物之间的动态平衡。

（2）相乘与相侮。乘，即是以强凌弱的意思。五行中的相乘，是指五行中某"一行"对被克的"一行"克制太过，从而引起一系列的过度克制反应。

当五行中的某"一行"本身过于强盛，可造成被克的"五行"克制太过，促使被克的"一行"虚弱，从而引起五行之间的生克制化异常。例如，木过于强盛，则克土太过，造成土的不足，即称为"木乘土"。另一方面，也可由五行中的某"一行"本身虚弱，因而对它"克我""一行"的相克就显得相对的增强，而其本身就更衰弱。例如，木本不过于强盛，其克制土的力量也仍在正常范围。但由于土本身的不足，因而形成了木克土的力量相对增强，使土更加不足，即称为"土虚木乘"。

侮，在这里是指"反侮"。五行中的相侮，是指由于五行的某"一行"过于强盛，对原来"克我"的一行进行反侮，所以反侮亦称反克。例如，木本受金克，但在木特别强盛时，不仅不受金的克制，反而对金进行反侮（即反克），称作"木侮金"，或是发生反侮的一个方面。另一方面，也可由金本身的十分虚弱，不仅不能对木进行克制，反而受到木的反侮，称作"金虚木侮"。

相乘和相侮都是不正常的相克现象，两者之间是既有区别又有联系，相乘与相侮的主要区别是：前者是按五行的相克次序发生过强的克制，从而形成五行间相克关系的异常；后者则是与五行相克次序发生相反方向的克制现象，从而形成五行间相克关系的异常。两者之间的联系是在其发生相乘时，也可同时发生相侮；发生相侮时，也可以同时发生相乘。如，木过强时，既可以乘土，又可以侮金；金虚时，既可以受到木的反侮，又可以受到火乘。

4. 中医学中的五行应用

1）说明脏腑的生理功能与相互关系

（1）说明五脏的生理活动特点。如肝喜条达，有疏泄的功能,木有生发的特性,故以肝属"木";心阳有温煦的作用,火有阳热的特性,故以心属"火";脾为生化之源,土有生化万物的特性,故以脾属"土";肺气主肃降,金有清肃、收敛的特性,故以肺属"金";肾有主水、藏精的功能,水有润下的特性,故以肾属"水"。

(2) 说明人体脏腑组织之间生理功能的内在联系。如肾(水)之精以养肝,肝(木)藏血以济心,心(火)之热以温脾,脾(土)化生水谷精微以充肺,肺(金)清肃下行以助肾水,这就是五脏相互滋生的关系。肺(金)气清肃下降,可以抑制肝阳的上亢;肝(木)的条达,可以疏泄脾土的壅郁;脾(土)的运化,可以制止肾水的泛滥;肾(水)的滋润,可以防止心火的亢烈;心(火)的阳热,可以制约肺金清肃的太过,这就是五脏相互制约的关系。

(3) 说明人体与外界环境四时五气以及饮食五味等的关系。总之,五行学说应用于生理,就在于说明人体脏腑组织之间,以及人体与外在环境之间相互联系的统一性。

2) 说明脏腑间的病理影响

如肝病可以传脾,是木乘土;脾病也可以影响肝,是土侮木;肝脾同病,互相影响,即木郁土虚或土壅木郁;肝病还可以影响心,为母病及子;影响肺,为木侮金;影响肾,为子病及母。肝病是这样,其他脏器的病变也是如此,都可以用五行生克乘侮的关系,说明它们在病理上的相互影响。

3) 用于疾病的诊断和治疗

(1) 在疾病诊断上的运用。

从本脏所主的色、味、脉来诊断本脏病。如面见青色,喜食酸味,脉见弦象,可以诊断为肝病;面见赤色,口味苦,脉象洪,可以诊断为心火亢盛。脾虚的患者,面见青色,为木来乘土;心脏病患者,面见黑色,为水来乘火,等等。

从它脏所主的色、味、脉来诊断五脏疾病的传变情况。如脾虚患者,面见青色,脉现弦象,为肝病传脾(木乘土);肺病之人,面见红色,脉现洪象,为心病传肺(火乘金)。五脏中任何一脏有病,都可以传及其他四脏,用五行学说来分析,存在着相乘、相侮、母病及子和子病及母4种传变关系。

从色与脉之间的生克关系来判断疾病的预后。如肝病面色青,见弦脉,为色脉相符。如果不见弦脉,反见浮脉,则属相胜之脉,则克色之脉(金克木),为逆,主预后不良;若见沉脉,则属相生之脉,即生色之脉(水生木),为顺,主预后良好。

(2)在疾病治疗上的运用。

① 控制五脏疾病的传变:如肝病能传脾(木乘土),预先予以补脾,防其传变。"见肝之病,则知肝当传之于脾,故先实其脾气"。

② 确定治疗原则:概括为"补母泻子"法,即"虚则补其母,实则泻其子"。补母,是针对具有母子关系的虚证而治疗的,如肝虚补肾,因为肾为肝之母,所以补肾水可以生肝木。泻子,是针对具有母子关系的实证而治疗的,如肝实泻心,因为心为肝之子,所以泻心火有助于泻肝木。

③ 制订治疗方法:药物治疗方面,如滋水涵木法,是用滋补肾阴以涵养肝阴的方法,适用于肾阴亏损而肝阴不足的病证。又如培土生金法,是用健脾益肺的方法,适用于脾失健运而肺气虚弱的病症。又如扶土抑木法是用疏肝健脾药治疗肝旺脾虚的一种方法。

此外,在针灸和精神疗法方面,都可以利用五行的克制作用来选穴和调节情志。如悲可以胜怒,是因为悲为肺志属金,怒为肝志属木的缘故。

在实际运用的过程中,阴阳五行学说,常常是相互联系、不可分割的。阴阳五行学说的结合,不仅可以说明事物矛盾双方的一般关系,而且可以说明事物间相互联系、相互制约的较为具体和复杂的关系,从而有利于解释复杂的生命现象和病理过程。

五、中医学对脏腑和经络的认识

心主血脉,主神志。可以推动血液在血管中运行,主宰人的精神、意识、思维活动。面色、味觉、语言的功能都与心的生理功能是否正常以及气血的盛衰有关。

肺主气、司呼吸,主宣发和肃降、通调水道。主持并调节气的生成和疏布,并调节水液的代谢,通气及主嗅觉的功能,皮肤、汗腺的生理病理均与肺关系密切。

脾主运化、升清、统血。负责饮食物的消化、吸收,气血津液的生成,并可防止血液溢出脉外。饮食口味及食欲的正常与否、肌肉的壮实与瘦削以及四肢功能活动正常与否都与脾的生理功能密切相关。

肝主疏泄、肝主藏血。可以调节精神情志,促进消化吸收,维持气血、津液的运行以及调节人体血量的储存和分布。肢体灵活度,指甲、眼睛的疾患与肝的生理功能密切相关。

肾藏精、主水、主纳气。人体的生、长、壮、老、死的生命过程与肾气的充盈与否有关,肾具有主持全身水液代谢,维持体内水液平衡,帮助肺保持一定的呼吸深度。耳的听觉功能、尿液的贮存和排泄、大便情况、牙齿和骨骼发育、毛发的润枯都与肾的生理功能密切相关。

胆贮存和排泄胆汁;胃消化吸收饮食,把食物向小肠推进;小肠接受经胃消化的食物,吸收已被消化食物中的营养和水液,并把食物残渣推向大肠;大肠把食物残渣转变为粪便,排出体外;膀胱贮存和排泄尿液。三焦分为上焦、中焦和下焦。上焦使气雾化，输送到人体各部位；中焦帮助脾胃消化饮食、吸收营养；下焦是帮排泄尿便，向体外输出生殖之精。

脏与腑的关系：实际上，就是阴与阳、表面与里面的关系。脏属阴、里，腑属阳、外，两者之间还有经络相连，功能联系密切。心与小肠、肺与大肠、脾与胃、肝与胆、肾与膀胱都属于这种关系。

经脉分为正经和奇经两类。正经有十二条，即手足三阴经和手足三阳经，合称"十二经脉"，是经络系统的主体，是气血运行的主要通道。十二经脉的流注次序是：从手太阴肺经开始，依次传至手阳明大肠经，足阳明胃经，足太阴脾经，手少阴心经，手太阳小肠经，足太阳膀胱经，足少阴肾经，手厥阴心包经，手少阳三焦经，足少阳胆经，足厥阴肝经，再回到手太阴肺经。

以湿疹为例，湿疹多发于四肢伸侧，是阳经循行的位置，这也与湿疹是阳有余、气有余的病机有关，故首先见于阳经发病，久而久之或者调摄不当，会入阴经，从而皮损达全身范围。

湿疹的病因和发病机制

第一节　中医病因与病机

一、中医病因

（一）禀赋不耐

"禀赋不耐"是发生湿疹的基本病因。《灵枢·营卫生会》曰："营行脉中,卫行脉外。"《灵枢·本脏篇》云："卫气者,所以温分肉,充皮肤,肥腠理,司开阖者也"。卫气充足,营卫调和则皮肤润泽,腠理致密,外邪不易入侵。《素问·生气通天论》云："营气不从,逆于肉理,乃生痈肿。"若机体禀赋不耐,脏腑气血功能失调,营卫失和,腠理不密,卫外不固,复感六淫邪气或毒邪,内外合邪,两相搏结,浸淫肌肤发为本病。

（二）饮食不节

饮食不节是中医内伤病因之一。饮食不节,伤及脾胃,脾失健运,水湿内生,外溢肌肤;又过食辛辣炙煿厚味、鱼腥动风之品,化热动风,风热毒邪怫郁于皮毛腠理之间而发病。

(三) 外感邪毒(风、湿、热邪;药毒、漆毒、虫毒)

1. 风邪

风邪侵袭人体,邪毒结聚、阻于肌肤,使外不得表解,内不得疏散,导致人体营卫不和,腠理不固,气血运行失常,肌肤失于濡养而发病。《医宗金鉴·痈疽辨痒歌》中说:"痒属风。"风为百病之长,痒必兼风,痒证必从风论治。风善行数变,发无定处,易挟邪致病,风有外风、内风之别。由于湿热内蕴,外受风邪侵袭,此为外风;肝藏血,主风,营血不足则肝失所养,血不养肝,则风从内生,风胜则燥,而血燥生风,又有心火内炽,血热生风,均属内风。风为阳邪,轻扬开泄,常伤及肌表,其善行而数变,多具有瘙痒难耐、发无定处的临床特点。

2. 湿邪

多因气候潮湿、涉水淋雨、居处潮湿、水中作业等所致。湿邪犯表,阻于肌肤腠理,可导致阳气郁闭、搏于气血而发病。若其内传入里,困阻中焦,则易致脾失健运,营卫不和,腠理不固而为病。湿性重浊黏滞,易阻遏气机,侵袭肌表多具有皮疹肥厚、渗出、浸渍等皮损表现,常伴胸闷痞满,大便黏腻不爽。且病情迁延反复,缠绵难愈。外湿属实证,常引起急性痒疾,内湿多属本虚标实,常引起慢性痒疾,但两者常兼夹致病,故辨证时不能孤立看待。

3. 热邪

热邪易夹风邪为病,或热袭肌表,蕴蒸肌肤,不得外泄而发病。《外科大成·不分部位小疵》云:"诸疮痛痒,皆属于火。风盛则痒,盖为风者,火之标也。凡风热客于皮肤,作痒起栗者,治宜疏风",认为火热之邪与风邪均为疮疡病的重要致病因素。热为阳邪,可入于血分,聚于局部,腐蚀血肉,发为痈肿疮疡,临床表现为斑疹色红、伴灼热感等。热邪易伤津耗气,劫灼津液,故慢性湿疹患者多具有皮肤干燥、脱屑、口干舌燥、大便秘结等症状。

4. 感受特殊邪毒

素体禀赋不耐,感受药毒、漆毒、虫毒等毒邪,邪毒内侵,郁而化热,邪热与气血相搏而发病。根据其接触物的不同而有不同名称,如因漆刺激引起者名"漆疮",因贴膏药引起的名"膏药风",因药物引起者名"中药毒",接触马桶引起者称"马桶癣"等,皆属本病范畴。

(四)气血两虚

久病体虚,或者平素体弱,致气血耗伤,卫外不固,风邪侵袭,郁于皮肤腠理而发病;气血不足,化燥生风,肌肤失养而发病。气血津液的亏虚,筋肉、皮肤失去濡养,出现肌肤干燥,甚则肌肤甲错而瘙痒。因其病机责之于"不荣则痒""津亏致痒",故多表现为"虚痒",以自觉身痒如虫行皮中为特点。

(五)冲任失调

先天禀赋不足,或后天失养而致肝肾亏虚,冲任失调,或热盛风动,或营血不足,肤失所养,或经期外受风邪侵袭而发病。

二、中医病机

先秦《素问·玉机真藏论》云:"夏脉太过与不及,其病皆何如? 太过则令人身热而肤痛,为浸淫";《素问·至真要大论》云:

"诸痛痒疮,皆属于心"。心主夏脉,心为火脏,揭示本病虽病在表,而与五脏病机相连,特别是与心的功能关系密切。汉代《金匮要略·疮痈肠痈浸淫病脉证并治》云:"浸淫疮,从口流向四肢者,可治;从四肢流来入口者,不可治""浸淫疮,黄连粉主治",论述了浸淫疮的预后和治疗。预后从内外深浅之理,治疗以泻心火,解热毒为法,可推断出浸淫疮病因病机由心火热毒所致。

隋代《诸病源候论·浸淫疮候》云:"浸淫疮,是心家有风热,发于肌肤。出生甚小,先痒后痛而成疮,汁出浸溃肌肉,浸淫渐阔乃遍体……以其渐渐增长,因名浸淫也,浸淫疮者,湿热相搏,故头面身体皆生疮,其疮初如疱,须臾生汁,热盛者则变为脓,随瘥随发"。该书提出更加详细的"心家有风热"、"湿热相搏"等内在因素的论述。《疮病诸候》云:"夫内热外虚,为风湿所乘,则生疮"以说明风湿外邪对湿疮发生的影响。故《诸病源候论》中关于湿疮病机的记述比前代丰富一些,且更具体化。

宋代《圣济总录》云:"风热蕴于心经,则神志躁郁,气血鼓作,发于肌肤而为浸淫疮也"。即心家风热,则神志烦躁,搏于气血导致皮肤生浸淫疮。金代《兰室秘藏·卷下》云:"湿阴疮,由肾经虚弱,风湿相搏,邪气乘之,瘙痒成疮,浸淫汗出,状如癣疥是也",元代《外科精义·论阴疮》云:"阴疮者,由肾经虚弱,风湿相搏,邪之乘之,瘙痒成疮,浸淫汗出,状如疥癣"。这两条说明金元时代已认识湿疮与肾虚的关系。

到了明清时代,随着中医外科学的发展,对湿疮的认识亦更加深化,明代《外科正宗·血风疮》云:"血风疮,乃风热、湿热、血热三者交感而生。发则瘙痒无度,破流脂水,日渐沿开"。认为湿疮由风热,湿热,血热而成。《外科启玄》云:"此疮乃肝经湿热所致,外胞囊上起窠子作痒,甚则滴水,湿其中衣,久治不痊者,宜服黄芩，滑石，牵牛，大黄，甘草，木通等剂"。《外科正宗》云："肾囊风乃肝经风湿而成。其患作痒，喜浴热汤，甚则疙瘩顽麻，破流脂水，宜蛇床子汤熏洗二次即愈"。说明阴部湿疮的病机包括肝经湿热及肝经风湿两方面。清代《外科证治全书·血风疮》云："燥热内淫，风邪外袭，风湿相搏，发为疙瘩，或如粟米，瘙痒无度，破浸脂水，浸淫成片，小便不调，心烦口渴"。《疡科心得集》云："诸痛痒疮，皆属于心；诸湿肿满，皆属于脾。心主血，脾主肉，血热而肉湿，湿热相合，浸淫不休，溃败肌肤，而诸疮生矣"说明湿疮由心热，脾湿所致。《医宗金鉴·外科心法要诀》云："浸淫疮，初生如疥，瘙痒无时，蔓延不止，抓津黄水，浸淫成片，有心火脾湿受风而成"，"此证生于耳后缝间，延及耳折上下，如刀裂之状，色红，时津黄水，由胆，脾湿热所致。"说明浸淫疮由心火，脾湿，外受风邪所致。综上所述，古代医家认为湿疮是内有心火、脾湿，再外感风、湿、热邪，湿热相搏，浸淫肌肤而发病。

现代中医学对于湿疹的认识主要是在对古代医家的经验总结、医学理论的基础上继承和发展来的。认为湿疹的中医病机包括：总因禀赋不耐，风、湿、热阻于肌肤所致；或因饮食不节，过食辛辣鱼腥动风之品；或嗜酒，伤及脾胃，脾失健运，致湿热内生又外感风湿热邪，内外之邪，两相搏结，浸淫肌肤发为本病。

第二节　现代医学病因和发病机制

一、免疫

湿疹是由内外因素共同引起的一种迟发型超敏反应，其具体发病机制尚未完全阐明。既往研究表明,湿疹的免疫发病过程大致经历以下 3 个步骤:①抗原提呈:朗格汉斯细胞及炎症性树突表皮细胞在湿疹发生时表达 FcεR I 增加,俘获通过受损皮肤屏障侵入的变应原,经过加工处理,一方面提呈给皮肤 T 细胞,另一方面迁移到淋巴结激活初始 T 细胞。②T 细胞活化:包括 Th1 细胞活化及 Th2 细胞活化,在 Th0 向 Th1 分化过程中,Th1 特异性的核转录因子 T-bet 起决定性作用;在 Th0 向 Th2 分化过程中,Th2 特异性的核转录因子 GATA-3 起决定性作用,其受 IL-4R 信号调控,并被核因子-κB 信号放大。③IgE 的产生:变应原特异性的 $CD4^+$ T 细胞与 B 细胞相互作用,在 IL-4 和 CD40L 作用下,B 细胞经历体细胞高度突变和抗体类别转换,转变为产生变应原特异性 IgE 的浆细胞。

研究发现,除了 Th1/Th2 细胞外,表达叉头蛋白 3(Foxp3)的 $CD4^+$、$CD25^+$ 调节性 T 细胞(Treg)也参与湿疹的发病机制:Treg 在湿疹患者外周血中数量增多,湿疹患者皮损、镍斑贴部位皮肤中 Treg 细胞缺如,其 $CD4^+$、$CD25^+$、$Foxp3^+$、Treg 细胞归巢能力丧失,无法正常到达靶皮肤发挥抑制作用,引起功能性T 细胞异常激活和皮炎反应。

此外,IL-31、IL-17 等炎症介质释放也参与了湿疹的免疫学发病。湿疹患者皮损处的 IL-31 表达上调,其是由表皮淋巴细胞抗原阳性的皮肤归巢 T 细胞产生的。湿疹急性期,皮损区主要分泌 IL-17 的 T 细胞浸润,受葡萄球菌抗原刺激后分泌IL-17,继而诱导抗微生物肽 HBD-2 产生,发挥抵抗微生物感染的作用;作为负反馈调节,Th2 细胞因子 IL-4 可抑制 IL-17的生物学作用。

二、遗传

湿疹患者在某种意义上具有一定的遗传倾向，因此其发病具有一定的地域和人种特征。美国的一项研究证实：部分湿疹患者的 IL-4 基因密码出现异常。这种基因突变可引起特异性 IgE 抗体生成过量，而特异性 IgE 抗体可对外界刺激产生反应，从而导致炎症反应。

丝聚合蛋白基因（FLG）突变，是近年来研究的热点。研究发现：在轻中度湿疹的儿童中，23.2% 带有 FLG 的无效突变，且该现象与隐性遗传有关。体外实验中，IL-4 和 IL-13 可抑制角质形成细胞 FLG 基因表达，表明部分患者 FLG 表达可被炎症介质所调控。

同时在炎症性皮肤病（包括湿疹）患者正常皮肤及皮损中均检测到 4 倍升高的 IL-31mRNA，进一步研究表明 IL-31 基因的共有亚型 A 单体型与非特应性皮炎湿疹患者的发病密切相关。IL-18 单核基因多态性、寡聚核苷结合域包含蛋白 1 多态性及表型与湿疹发病也有关系。

三、致敏

湿疹所属的变态反应性皮肤病是由变态反应引起的一组炎症性皮肤病，又称过敏性皮肤病或超敏反应性皮肤病，其主要发病机制是机体对抗原产生过一次免疫应答后，再次受到相同的抗原刺激时，机体出现的一种以组织损伤和（或）生理功能异常为主要特征的特异性免疫应答过程。

机体内空腔脏器内壁表面的黏膜内和其他实质性器官表面

的浆膜中含有两类免疫细胞：嗜碱性粒细胞和肥大细胞。IgE抗体介导的免疫过程主要是：机体在抗原的刺激下，嗜碱性粒细胞和肥大细胞被诱发而释放炎性因子从而导致变态反应性疾病的发生。当过敏体质者出现免疫异常时，一些外来的刺激会使机体内产生大量的自由基，这些自由基可氧化肥大细胞和嗜碱性粒细胞的细胞膜，从而引起这两种细胞细胞膜的破坏变性，进而可诱导合成大量特异性的 IgE 抗体，嗜碱性粒细胞和肥大细胞的细胞膜被这些 IgE 抗体附着，导致细胞本身不稳定。此时，这些不稳定的细胞与具有过敏性质的外源性过敏原相遇时，细胞膜上的 IgE 抗体便和过敏原发生特异反应，进而引起细胞膜脱颗粒，这些颗粒可释放出大量的过敏介质，引起一系列的病理变化，这些反应即是特异性 IgE 抗体介导的过敏反应。

湿疹大多数时候为一种迟发性的变态反应性疾病，在发病过程中，肥大细胞起着关键的作用。肥大细胞脱颗粒一方面引起经典的速发型变态反应，另一方面又通过其释放的嗜酸性粒细胞、趋化因子、白细胞三烯及其花生四烯酸衍生物等，于 4～8 小时后在原来脱颗粒细胞的部位又引起多形核细胞的浸润；24～48 小时后，多形核细胞又通过其释放的抑制因子使其浸润逐步为单核细胞浸润所代替，并与巨噬细胞和成纤维细胞浸润共同形成迟发型变态反应，造成组织损伤使黏膜的应激性提高，容易对特异性和非特异性刺激发生反应，造成湿疹的反复发作。

研究发现：过敏原特异性 IgG 抗体也可介导 I 型变态反应，IgG 既能够介导吸入物过敏反应，又与食物特异性过敏反应有密切的关系；既可介导 I 型变态反应，又能竞争性阻断 IgE 介导的 I 型变态反应。因此，在对变态反应性疾病诊断和治疗时对特异性过敏原 IgG 抗体的检测正越来越受到临床医生和专家的重视。湿疹的过敏原通常有以下几个方面。

1. 食物性过敏原

食物过敏是指由摄入某种食物引起的一种非毒性不良反应,主要表现为皮肤、胃肠道或呼吸道症状,严重者可致呼吸困难、过敏性休克甚至死亡。"食物过敏"这一概念最早是由澳大利亚临床免疫和过敏协会提出的,其定义是"IgE 介导的食物高度敏感"。食物过敏多发生于婴幼儿,家族史上通常有过敏性疾病,因此患者大多可以做出较为准确的自我诊断。其特征是属于速发型变态反应,具有明显的临床症状,临床上常常表现为荨麻疹、湿疹(特别是面部皮疹)、血管性水肿、恶心呕吐和呼吸困难等急性病症状,并且引起这些反应的相关食物常常较为明确。目前,全球范围有 3%~4% 的成年人和 6% 的儿童有食物过敏现象,因此食物过敏已成为一个国际社会共同关注的食品安全问题。食物过敏反应发生的主要免疫学机制与 IgE 抗体介导的Ⅰ型超敏反应的发生有关。如前所述,IgE 抗体介导的速发型(Ⅰ型)超敏反应是指当易感机体首次接触蛋白质致敏原产生 IgE 抗原抗体反应后,IgE 抗体通过与嗜碱性粒细胞和肥大细胞细胞膜表面的特异性受体高亲和力结合,如果该机体再次接触到相同致敏原,则该致敏原即通过 IgE 抗体分子的交联激发嗜碱性粒细胞和肥大细胞的细胞膜,抗体便和抗原发生特异反应,使细胞膜脱颗粒,释放出大量的活性物质,从而产生过敏症状。

综合目前有关食物性过敏原的检测报道,特异性过敏原通常有牛奶、鸡蛋、鱼、虾、牛羊肉等。其中牛奶、鸡蛋和鱼、虾等为动物高蛋白,具有酸性等电位糖蛋白的抗原特异性等特点,属于高免疫源性食物。同时由于血清 IgE 和 IgG 抗体浓度的升高是机体的一个长期积累过程,IgE 和 IgG 抗体水平达到一定程度,才能使机体出现异常或者疾病。而牛奶、鸡蛋和鱼等食物是幼儿最先添加的辅食,同时也是食入时间最长的食物,因此容易造成抗体积累,进而造成食物源性过敏反应。

2. 吸入性过敏原

吸入性过敏原也是引起湿疹等过敏性皮肤病的主要变应原,吸入物通常有:真菌、花粉类和螨虫类等。研究显示某些化学物质、尘螨、花粉可能是炎症性湿疹的重要致敏原,患者血清中存在一种或一种以上的吸入性过敏原 IgE 抗体阳性的占 65.03%,明显高于健康对照组。

3. 环境因素

环境因素是每一患者不可避免的因素,它的暴露如生活环境、气候变化、外界刺激如日光照射、冷热刺激,气候干燥及各种动物皮毛、植物、化妆品、肥皂、人造纤维等均可对湿疹的发生和发展产生影响。环境因素与慢性湿疹的关系是皮肤病医生和患者共同关心的问题。

物理因素如过冷、过热、过干、过湿、摩擦、日光等均可引起或加重湿疹。其机制多不是变态反应。如冬季寒冷、干燥的气候,常常加重特应性皮炎;冬季干燥常发生冬季瘙痒症,重者可发生湿疹化,称为乏脂性湿疹;潮湿的气候常常加重湿疹;羊毛衣物的摩擦刺激也常加重湿疹。

化学因素如肥皂、化妆品、合成纤维、食品添加剂、食用色素、防腐剂等均可引起或加重湿疹,可通过变态反应及非变态反应机制起作用。

四、感染

细菌和真菌等微生物感染也与湿疹发病有关,特别是金黄色葡萄球菌(简称金葡菌)被认为与湿疹发病关系密切。

感染病原体产生的抗原或代谢产物,可导致皮肤屏障缺陷、表皮免疫反应异常,进而引发湿疹。另一方面,湿疹体质的患者由于天然免疫异常、抗原肽水平低下、Toll 样受体表达缺陷等原因,容易被病原微生物定植,湿疹的发病概率也增加。

近年来,该方面研究最多的,也是比较公认的与湿疹发病关系密切的病原微生物是金黄色葡萄球菌。湿疹患者的皮损区及邻近外观正常的皮肤表面 pH 值升高,环境由弱酸性转变为碱性,该 pH 值的环境既有利于金葡菌的定植及生长,也会抑制皮肤抗微生物肽(antimicrobial peptides,AMP)的表达,降低皮肤对外界微生物的抵抗能力,增加金葡菌感染概率。定植于皮肤表面的金葡菌不仅通过产生超抗原,诱导 T 细胞表皮浸润、IgE 产生及嗜碱性粒细胞释放组胺,引起持续的皮肤炎症及湿疹样变,还可以通过产生胞壁酸诱导包括表皮细胞在内的多种细胞表达细胞因子,引起炎症反应,产生湿疹。

五、神经精神异常

湿疹发病与精神神经因素密切:慢性湿疹患者的躯体化、偏执、人际关系敏感、抑郁、焦虑、敌对、恐惧因子分值均显著升高;慢性湿疹对患者心理、穿衣、社交娱乐、工作学习、治疗影响较大;患者较多采用消极、不成熟型应付方式,其生活事件总量、负性生活事件分值较高。

湿疹患者在应激条件下,易陷入抑郁、焦虑状态中,而这些心理负担、精神紧张又可影响中枢神经系统功能,从而导致神经系统相继发生一系列适应性反应,主要经由下丘脑-垂体-肾上腺(H－P－A)轴来调控,引发一系列应激激素(促皮质素释放激素、促肾上腺皮质激素、糖皮质激素等)的上调及应激反应介质[P物质(SP)、神经生长因子(NGF)、降钙素基因肽(CGRP)、血管活性肠肽(VIP)、去甲肾上腺素和乙酰胆碱]的释放及激活,进而影响皮肤汗腺的分泌、微血管舒缩功能、皮肤及毛发的营养功能等,长时间的不良应激的来源将导致皮肤炎症的发生。同时,生活与工作压力、遗传因素、环境变化等均可导致精神神经性皮肤病的发生或加重,这也导致湿疹在临床上显示出易复发、易诊难治的状态。

从胚胎发育的情况看,皮肤与神经系统共同源于外胚层,决定了它们共享一些神经因子与受体。皮肤组织通过其丰富的感觉神经将环境刺激源产生的信号传递给中枢,通过全身应激反应来适应外界环境变化。血清P物质(SP)可通过调节多种免疫细胞的功能介入皮炎的炎症反应,一方面SP可促进肥大细胞脱颗粒,或直接使毛细血管扩张和通透性增加;另一方面,调节细胞因子(IL-1、IL-6、TNF-α)合成,激活嗜酸性粒细胞,而嗜酸性粒细胞、肥大细胞也能释放SP,通过作用这些细胞因子直接或间接地增强皮肤黏膜的炎症反应,使皮炎湿疹反复发生、瘙痒持续存在于皮肤组织中。同时,SP还可促进神经生长因子(NGF)的表达,使角质形成细胞分泌具有活性的NGF;NGF可中枢和外周神经系统及其他系统合成和释放SP,调节神经元细胞中SP含量。VIP与SP作为神经肽同样引起皮肤科学界的关注。VIP的主要功能包括松弛血管平滑肌,参与调节血管舒张、汗腺分泌、血浆外渗、肥大细胞脱颗粒;调节淋巴细胞、巨噬细胞的黏附、游走及各种细胞因子的产生;抑制淋巴细胞增生调节其迁移,并抑制免疫球蛋白A(IgA)产生活化自然杀伤细胞(NK);增加皮肤血流量,引起风团、潮红反应。因此,SP与NGF、VIP可能通过神经免疫网络共同参与慢性湿疹的发病。

六、微循环异常

瘀积性皮炎是下肢静脉慢性瓣膜功能不全常见的并发症之一。现代医学研究显示瘀积性皮炎的发生多因静脉曲张后,静脉压升高导致下肢血液回流减慢,血液倒流诱发静脉瘀血,致使血液含氧量和营养成分减少;毛细血管通透性增加;纤维蛋白漏出后形成管周纤维蛋白鞘,阻碍了氧气弥散和营养物质的输送,造成局部失营养改变、移行至组织中的白细胞释放蛋白水解酶造成皮肤炎症,产生皮肤水肿及湿疹样皮疹。

IL-8不仅是一种趋化性细胞因子(CCX),同时还是白细胞趋化促炎因子,不仅参与血管形成,还能促进白细胞活化,IL-8分泌过多会损伤正常组织。IL-17由CD4$^+$T细胞新亚型Th17细胞生成,IL-17不但能够促进细胞增殖,并且可以促进各类细胞释放炎性因子,可通过与相应的受体(IL-17R)结合,激活靶细胞产生各种炎症细胞因子,从而介导炎症细胞到达局部引起组织损伤。此外,IL-17可以促进IL-8和单核细胞趋化蛋白-1及趋化因子表达上升,从而促进单核细胞和中性粒细胞的募集。降钙素基因肽(CGRP)是一种含37个氨基酸残基的神经肽,是目前发现的内源性最强的舒血管活性物质之一,能刺激血管内皮细胞增殖,保护内皮祖细胞,修复和改善受损内皮的功能,在静脉曲张性湿疹中CGRP可参与其局部微血管调节,影响局部血液循环。

研究显示IL-8、IL-17及CGRP共同参与静脉曲张性湿疹的形成过程。在静脉曲张性湿疹患者血浆中IL-8和IL-17表达升高,CGRP值较正常人明显降低,且与炎症的严重性有明显相关,即IL-8和IL-17水平在急性期>亚急性期>慢性期＞正常人；CGRP 水平在急性期＜亚急性＜慢性期＜正常人。因此，血浆 IL－8、IL－17 和 CGRP 检测在静脉曲张性湿疹各期的诊断和预后评估中具有一定临床价值。

七、皮肤屏障功能障碍

皮肤屏障功能对外界机械性、物理性、化学性、微生物损伤具有防护作用，同时可维持皮肤的完整性，防止体内营养物质、水分等的丢失，使皮肤滋润。皮肤屏障受损后，机体对外界抗原及微生物的防护作用减弱，可诱发和加重湿疹发生，同时造成湿疹反复发生。

皮肤屏障缺陷是湿疹发病中的重要机制之一。皮肤屏障缺陷程度的主要评估指标是经皮失水（TEWL）。湿疹患者角质层含水量降低，TEWL 升高。通过使用各种方法如保湿剂、保护膜、免疫调节剂等提高角质层水合度及降低 TEWL 来修复湿疹患者的皮肤屏障，可以减轻湿疹病情严重程度及降低复发率。

皮肤屏障的主要结构包括：皮脂膜，砖墙结构、角质层"三明治"结构、水通道蛋白、天然保湿因子等，对维持皮肤水合作用具有重要意义。其中皮脂膜为覆盖于皮肤表面的一层透明薄膜，又称为水脂膜，是第一道屏障，主要由皮脂腺分泌的皮脂、角质层细胞崩解产生的脂质与汗腺分泌的汗液乳化形成，呈弱酸性，其主要成分神经酰胺、角鲨烯、亚油酸及脂质成分，具有锁水和抗炎作用。

水通道蛋白（AQPs）是角质形成细胞中一个完整的跨膜蛋白通道，由于 AQPs 的存在，细胞才可以快速调节自身体积和内部渗透压，而且也能转运尿素和甘油等物质进出皮肤，是维持皮肤水合作用的一个关键因素。紫外线可导致 AQP3 表达下调，从而损伤皮肤的屏障功能。日光照射后湿疹加重的患者可能与此有关。

　　天然保湿因子对维持皮肤屏障功能非常重要,湿疹皮肤多种天然保湿因子含量减少,表皮的保水能力、皮肤弹性及机械性能降低,屏障功能减退,这些改变均为各种微生物及抗原进入体内提供了入口及途径。有学者在丝聚合蛋白缺失的小鼠模型中观察到皮肤出现湿疹样改变的同时,可检测到表皮 IL‑17 表达增加、血清 IgE 升高,提示皮肤屏障缺损及 IL‑17 表达异常参与了湿疹免疫反应过程。

第三章

湿疹的临床表现

第一节　湿疹的临床分期

　　根据病程和皮疹特点,湿疹可分为急性、亚急性和慢性3种。

一、急性湿疹

　　起病较急、发病较快。表现为原发性及多形性皮疹,初起常在红斑基础上有粟粒大小的丘疹、丘疱疹或水疱,疱破后出现点状糜烂、渗出。皮损常融合成片且向周围蔓延,边缘区有少量多形性皮疹散在分布,境界不清。如继发感染,则形成脓疱、脓液和脓痂,淋巴结肿大。感染严重时伴有发热等全身症状。皮疹可分布在体表任何部位。常见于头、面、手、足、四肢远端暴露部位及阴部、肛门等处。多对称分布。自觉瘙痒剧烈伴有灼热感,可阵发性加重,夜间加剧。饮酒、搔抓、热水烫洗等可使皮损加重。患者一般无明显全身症状,皮疹泛发而严重者可伴有全身不适、低热和烦躁不安。病程长短不一，常于数周后逐渐减轻而趋于消退。若反复发作，可转为慢性。组织病理：急性湿疹，表皮内海绵形成。真皮浅层血管周围淋巴组织细胞浸润，可见数量不等的嗜酸性粒细胞。

二、亚急性湿疹

红肿、渗出等急性炎症减轻，皮损呈暗红色，水疱和糜烂逐渐愈合，渗出减少，可有丘疹、少量丘疱疹及鳞屑，皮损呈轻度浸润、特征性地表现为点状糜烂。瘙痒及病情逐渐好转。遇诱因可再次呈急性发作，或时轻时重，经久不愈而发展为慢性湿疹。

三、慢性湿疹

常由急性及亚急性湿疹迁延不愈而成。或起病缓慢，开始皮损炎症轻，散在红斑、丘疹、抓痕及鳞屑。患部皮肤肥厚，表皮粗糙，呈苔藓样变、色素沉着及色素脱失斑、鳞屑及皲裂。好发于手足、小腿、肘窝、股部、乳房、外阴及肛门等部位，以四肢多见，常对称分布。瘙痒程度轻重不一。病情时轻时重，迁延数月或更久。慢性湿疹因受某些内、外因素的刺激，可急性发作。组织病理：慢性湿疹；棘层增厚，表皮突显著延长，可有角化过度、角化不全，表皮内海绵形成可有可无，真皮浅层血管周围中等致密的淋巴组织细胞浸润，真皮乳头增厚，可见表皮垂直走行的粗大胶原。

第二节　局限性湿疹

一、手部湿疹

多见于潮湿环境工作人群,例如理发师、餐饮、水产等人群,女性多见。好发于指背及指端掌面,可蔓延至手背、手掌和腕部;皮损呈亚急性或慢性,表现为界限不清、角化明显、浸润肥厚,因手指活动常有皲裂;发生于指侧或掌面可见小丘疱疹、疱疹;多对称分布;自觉不同程度瘙痒;甲周皮肤肿胀,长期不愈者指甲可变厚不规则。因两手经常接触外界物质,常受继发因素影响,使病情变化,一般比较顽固难治。

二、乳房湿疹

多见于哺乳期女性。发生于乳头、乳晕及其周围;皮损呈棕红色,多有明显糜烂、渗出或结痂,境界清楚;有浸润时会有疼痛性皲裂;可单侧或双侧;自觉瘙痒。3个月以上或常规治疗不愈的单侧乳头或乳晕湿疹,需行组织病理检查,排除乳房Paget病。

三、阴囊、外阴及肛周湿疹

阴囊湿疹多局限于阴囊,有时波及肛门、阴茎;临床表现多呈慢性湿疹症状,皮纹加深加宽,浸润肥厚,干燥,伴脱屑及色沉;有渗出者常肿胀、结痂、皲裂;自觉瘙痒;慢性经过,常年不愈。需与维生素 B$_2$(核黄素)缺乏性阴囊炎鉴别。外阴湿疹多累及大、小阴唇及附近皮肤；患处皮肤浸润肥厚，境界清楚，因搔抓常有继发性损害；月经及分泌物刺激可使病程迁延难愈；可继发色素减退，需与外阴白斑相鉴别。肛周湿疹常局限于肛周皮肤，少数累及会阴；常潮湿，皮损浸润肥厚，可发生皲裂；奇痒难忍。

四、小腿湿疹

多发生于胫前或侧面；常对称分布；皮损多呈亚急性或慢性，表现为局限性棕红色斑，有密集的丘疹或丘疱疹，破后有糜烂、渗出、结痂，日久则皮损变厚，色素沉着；自觉瘙痒。有些小腿湿疹常并发静脉曲张，又称为静脉曲张性湿疹或重力性湿疹，该类湿疹多发生于小腿下 1/3 处，皮损可沿静脉曲张方向分布，有色素沉着和含铁血黄素沉着，如处理不当易引起全身泛发。

五、耳部湿疹

多发生在耳后皱襞处，表现为红斑、渗液、有皲裂及结痂。有时带脂溢性。常对称分布。外耳道湿疹可由附近真菌感染的污染刺激引起，或由于中耳炎引起的继发性感染性湿疹。

六、脐窝湿疹

发生于脐窝内，表现为鲜红或暗红色斑，表面湿润，有渗液及结痂，边界清楚，很少波及脐周皮肤，病程慢性。脐窝湿疹需与脐周皮肤的接触性皮炎相鉴别，后者常有镍纽扣衣裤接触史。

七、感染性湿疹

发生于慢性细菌性感染病灶周围,如中耳炎、压疮、溃疡及瘘管等,因病灶不断排出大量分泌物,使周围皮肤受到刺激、敏感而致病。表现为上述病灶周围皮肤潮红,继而出现密集小丘疹、水疱、脓疱、结痂和鳞屑等,并可随搔抓方向呈线状播散;渗出较多,严重者可有显著水肿;自觉瘙痒。须与明显的药物过敏及刺激作用鉴别,后者停用后好转较快,远隔损害较少。

第三节　泛发性湿疹

一、乏脂性湿疹

乏脂性湿疹又名裂纹性湿疹,主要因为皮肤水分脱失、皮脂分泌减少所致。临床特点如下:

（1）多见于冬季、空气干燥之时,可发生于身体多处,多见于四肢,年老者胫前部多发。

（2）表皮及角质层有细裂纹,皮肤呈淡红色,裂纹处红色更明显,类似"碎瓷"。

二、钱币状湿疹

钱币状湿疹又名盘状湿疹,常于冬季与皮肤干燥同时发生。精神因素、饮酒及长期用肥皂、热水烫洗、药物刺激均可加重本病。临床表现如下:皮损多形性,主要依靠病史与湿疹相鉴别。

临床特点如下：

（1）多发于手足背、四肢伸侧、肩、臀、乳房及乳头等处。

（2）皮损多为直径 1～3 cm 境界较清楚的圆形红色丘疹或丘疱疹，渗液较多。皮损周围散在丘疹、水疱，常呈卫星状。自觉剧烈瘙痒。

（3）慢性者皮肤肥厚，表面有结痂及鳞屑。

三、自身敏感性湿疹

自身敏感性湿疹又名播散性湿疹，多由患者对自身内部或皮肤组织所产生的某些物质过敏所致，或由于过度搔抓，外用药物的刺激，或并发感染导致湿疹恶化，红肿糜烂，渗出增加，加之处理不当，创面不洁，使组织分解物、细菌产物等形成特殊的自身抗原被吸收而致敏，结果在原有皮损附近及全身泛发。临床特点如下。

（1）本病常突然发生散在的、多呈群集性的丘疹、丘疱疹及小水疱，可互相融合，泛发或对称分布。从原发皮损至全身泛发一般需经 7～10 天。

（2）皮疹可沿搔抓部位呈线状分布，自觉瘙痒剧烈。

（3）原发病灶好转后，续发病灶也自然减轻或消退，糖皮质激素及抗生素治疗后，仍可持续数周不愈。

第四章

湿疹的实验室检查

第一节 变应原检测

一、斑贴试验

斑贴试验是诊断机体接触过敏的经典试验,应用于临床已经有 100 多年的历史了,其可靠性已在临床上得到了充分证明。该试验的原理是将少量接触性变应原直接接触皮肤一段时间后,观察是否在局部诱发一个轻度的接触性皮炎,从而判断患者是否对所测试的变应原接触过敏。主要用于迟发型变态反应(Ⅳ型变态反应)的病因诊断,确定引起迟发型接触性变态反应的变应原机制是Ⅳ型变态反应。

可以引起接触过敏的变应原主要有植物性、动物性和化学性 3 种,其中化学性变应原是导致接触性皮炎的主要病因,它们中有的可以引起刺激性接触性皮炎,有的可引起变应性接触性皮炎。一般引起刺激性接触性皮炎的化学性物质本身就具有毒性或刺激性,一般浓度较高,而引起变应性接触性皮炎的变应原多与低浓度变应原反复刺激有关,与接触过敏相关的湿疹常见的有手部湿疹、脐窝湿疹等。此类湿疹最常见的变应原有镍、钴、铬、汞、洗涤剂、防腐剂、合成树脂、黏合剂、橡胶等,如表 4.1 所示。应用斑贴试验可进行相关诊断或鉴别诊断,对湿疹的诊断、治疗和预防起主导作用。

表 4.1　常见接触过敏的变应原及其来源

变应原	来　源
镍	(1) 电镀金属、不锈钢制品、金属饰物、金属劳动工具、衣物的金属配件(如衣扣、拉链等)、肥皂、洗涤剂 (2) 含镍食物:金属罐装食品、镀镍容器烹调食物、鲱鱼、牡蛎、芦笋、豆类、洋葱、玉米、芹菜、西红柿、大黄、茶、可可、巧克力、全谷物粉、发酵粉等
铬	(1) 水泥、皮革、防锈漆、木材防腐剂、木浆、火柴头、制冷剂、机油、去油溶剂、染料、磁带、漂白剂、清洁剂、金属电镀层、焊条、铸造沙、胶水 (2) 含铬食物:主要来源于肉类,鱼和蔬菜中含量较少
汞	牙科填充剂银汞合金、氧化氨基汞、红汞、氯化汞(鞣化皮革制品)、醋酸汞(除草剂)、抗生素眼药水、眼化妆品、洗头膏的防腐剂、硫柳汞(疫苗、抗毒素、眼药水、隐形眼镜液等)
钴	合金、磁铁、色素(钴蓝用于染玻璃和陶器)、水泥、聚乙树脂、首饰、衣物、塑料
橡胶	奶嘴、乳胶手套、避孕套、各种橡胶插管、胶皮轮胎及松紧带、弹力衣物、胶皮鞋
黏合剂	烯类聚合物、聚酯、聚酰胺、环氧树脂、酚醛树脂、氯丁橡胶、丁苯橡胶、硅橡胶、酚醛-氯丁胶、各种膏药、胶布及黏合性绷带(主要变应原为松香)

关于斑贴试验的实施流程、结果判读及其注意事项可参考本书第九章第七节"斑贴试验临床应用专家共识"。

二、点刺试验

点刺试验是根据Ⅰ型变态反应和Ⅳ型变态反应的原理,测定患者变应原的试验,较其他试验的灵敏性高,是变态反应性疾病常用的诊断方法之一。操作部位一般选在两前臂屈侧皮肤进行。将皮肤消毒后,将含有不同变应原的抗原液滴一滴(约针尖大小)于前臂皮肤,并在旁边做标记抗原液名称。在此过程应设置不含抗原液的阴性对照组及含有组胺液的阳性对照组,然后将一次性的含有尖头的(仅能刺破皮肤)点刺针垂直刺入每一滴液体中,仅刺破皮肤表皮,以不出血为度,然后迅速退出针头,这时会有少量受试液进入皮肤,如果反应正常,则在5分钟内将受试液拭去,若反应激烈,则立即擦去受试物,20～30分钟后观察结果,阳性结果判断标准如下:

(1) 变应原风团反应与阴性对照相同为(-)。

(2) 风团反应范围=阳性对照反应的1/4为(+)。

(3) 风团反应范围=阳性对照反应的1/2为(++)。

(4) 风团反应范围=阳性对照者为(+++)。

(5) 风团反应范围=阳性对照2倍者为(++++)。

此试验需小心迟发性反应,一般在皮试后数小时至1～2天后出现,具体表现为局部水肿、充血等,甚或出现坏死。迟发性反应一般说明患者的反应较为强烈,因此,需嘱患者皮试后继续观察1～2天,此期间应避免皮试部位的过度摩擦和搓洗。若试验结果为阴性应注意假阴性的可能,如受试液备置不准确等均可影响试验结果。由于皮内试验变应原已注入体内,有一定的风险性,故适用于标准化变应原的检测。其变应原引起的反应可以是变态反应,也可以是非免疫机制引发的反应,相当于变应原在体内引起的激发反应。对于高度敏感的患者此试验有一定的危险性,试验前应准备好急救物品,如盐酸肾上腺素注射液等,也可用危险性相对小的划痕试验代替。

第二节 外周血检查

一、血常规

血常规检查在湿疹患者的诊断、治疗及找寻病因的过程中为必做的项目,临床用作参考的主要有以下几项:

1. 嗜酸性粒细胞增高

嗜酸性粒细胞增高在湿疹患者血常规检查中极为常见。嗜酸性粒细胞对变态反应有双向调节作用,其可以在肥大细胞释放的多种细胞因子的作用下聚集至局部,然后被活化,释放白三烯等大量致炎因子,合成多种毒性物质,参与变态反应。也可以限制嗜碱性粒细胞和肥大细胞等在速发性过敏反应中的作用,它能够直接吞噬肥大细胞释放的颗粒,并能释放灭活组胺、白三烯等的酶,从而对超敏反应发生负反馈调节作用。所以与变态反应有关的湿疹患者常伴有嗜酸性粒细胞增高,并且与病情严重程度成正比,但若嗜酸性粒细胞绝对计数大于 $1 \times 10^9/L$ 或其分类比率大于 5%,则可能有寄生虫感染,建议做大便虫卵或寄生虫检查,以排除肠道或全身寄生虫感染。若外周血持续嗜酸性粒细胞计数增多,绝对计数超过 $1.5 \times 10^9/L$ 达 6 个月以上应考虑嗜酸性粒细胞增多综合征的可能。

2. 中性粒细胞增高

中性粒细胞具有强大的趋化、吞噬和杀菌功能,在体内起着重要的防卫作用。机体有急慢性感染灶的存在时中性粒细胞可有不同程度的升高。湿疹患者若有中性粒细胞的增高,考虑可能由感染所致,如果在此同时合并有血沉的加快,则应积极寻找感染灶的所在。当然,也要排除概率很小的中性粒细胞白血病的可能。

3. 淋巴细胞增高

一些由病毒感染导致的急慢性湿疹患者血清中可有淋巴细胞的增高。

4. 嗜碱性粒细胞增高

同嗜酸粒细胞增高一样,湿疹患者血清中可有嗜碱性粒细胞的增高。嗜碱性粒细胞存在于血液循环中,I 型超敏反应时可迁移至组织,通过与 IgE、Fc 段结合而呈致敏状态。嗜碱性粒细胞受刺激时可释放各种生物活性物质,包括组胺、白三烯等,参与炎症及免疫反应。但是慢性粒细胞白血病、嗜碱性粒细胞白血病、转移癌等疾病的患者嗜碱性粒细胞也增高,临床需先排除。

5. 白细胞总数增高

由感染因素导致的湿疹,患者常有白细胞计数总数升高,同时也可伴中性粒细胞增高。但是在使用糖皮质类固醇激素治疗后白细胞计数也可能升高,此种情况不应忽视。另外,家族性寒冷性湿疹患者也可有白细胞计数总数升高。

二、特异性过敏原检测

在过敏性皮肤病诊断中,体外过敏原检测方法应用已越来越普遍。特异性 IgE 抗体系指针对某一变应原的 IgE,特异性 IgE 存在于人血清或血浆中,是机体对变应原反应的结果和客观测定指标,有助于预测未来发展变态反应,并指导临床治疗方案。

　　IgE 抗体检测试剂盒的一般检测原理是根据所使用的方法学不同而变化的。特定的过敏原结合于固相支撑物,如酶标微孔板、玻璃、磁化粒子或其他惰性物表面。将患者的血清加入固相材料孵育。过敏原与患者样品中的特异性 IgE 抗体结合,然后洗去剩余的血清和非过敏原特异性 IgE 抗体。加入标记的抗IgE 抗体的交联剂,第二次孵育,孵育期间,过敏原-患者的过敏原特异性抗体 IgE 标记的抗 IgE 抗体的三明治式复合物生成。再洗去未结合的标记抗体,测定的剩余标记抗体直接与患者的过敏原特异性抗体 IgE 成比例。

　　结果报告采用 EAST 分级,根据特异性 IgE 的浓度用 0～6 表示,如表 4.2 所示。

表 4.2　特异性过敏原检测结果报告 EAST 分级

类别	浓度[kIU/L]	sIgE 水平	临床意义
0	<0.35	未检出	不过敏
1	0.35～0.7	低	较敏感
2	0.7～3.5	中	有临床症状
3	3.5～17.5	高	重
4	17.5～50	很高(+)	很重
5	50～100	特高(++)	特重
6	>100	特高(+++)	特重

　　特异性 IgE 检测有以下的优点:对患者来说使用安全,适合儿童,可避免强烈的皮肤反应;避免其他皮肤病造成的误判;使用方面,少量血清一次即可完成数十种过敏原的检测;适用于

对食物过敏的患者,效应器官不在皮肤;适用于用抗组胺类或激素类治疗而不能停药者。

三、免疫指标

1. 总 IgE

总 IgE 升高常见于 I 型过敏反应性疾病,血清总 IgE 水平的高低大致可反映患者是否为过敏体质。过敏原经皮肤或黏膜表面进入机体后,可活化 B 细胞等抗原呈递细胞,活化的 B 细胞对胞内摄取的过敏原进行加工处理,并将处理后的碎片呈递给 Th2 细胞,随后 Th2 被诱导并活化产生 IL-4、IL-13 等细胞因子,IL-4、IL-13 可激发免疫球蛋白 E 重链恒定区的基因转录,诱导 B 细胞 IgE 的合成,引起血清 IgE 值升高,进而引发一系列过敏反应。体内合成的 IgE 与肥大细胞及嗜碱性粒细胞膜表面上的受体结合,当其与相同的过敏原再次接触时,可刺激上述细胞脱颗粒,释放活性炎症介质(如组胺、白三烯、血小板活化因子以及细胞趋化因子等),这些炎症介质作用于皮肤黏膜处,引起毛细血管扩张、血管通透性增强等,表现为过敏性皮肤病的红斑、丘疹、水疱等症状。这些都表明血清总 IgE 含量升高在过敏性皮肤病的发病中具有重要推动作用。总 IgE 升高也可见于寄生虫感染、IgE 骨髓瘤、高 IgE 血症、SLE 等非过敏性疾病,但是它在过敏性疾病诊断中的特异性和阳性预测值都很高,可作为一种初筛试验,可帮助鉴别诊断过敏与非过敏性疾病。

2. IgG4 抗体

食物不耐受是机体产生特异性 IgG 抗体,IgG 抗体与食物颗粒形成免疫复合物(Ⅲ型变态反应),沉淀于血管等部位,导致相应的临床反应。属迟发性反应,多在进食 2 小时或数天后发生。对于食物特异性 IgG 检测的作用,临床上还存在争议,澳大利亚临床免疫和过敏学会提出 IgG 抗体反映的是过敏原的暴露,而不是疾病的存在,现在还没有可靠的证据来证明 IgG 抗体的检测对于食物过敏或食物不耐受的有效性及 IgG 抗体可以引起一些症状。

有研究表明慢性湿疹大多由食物过敏引起,且与食物过敏相关 10 组食物过敏原中,虾,鱼类过敏原特异性 IgE 检出率显著高于特异性 IgG4($P<0.05$),而蛋、牛奶、猪牛羊肉、大豆特异性 IgG4 检出率显著高于特异性 IgE,尤以牛奶阳性率最高。据报道,牛奶过敏、支气管哮喘患者及脱敏治疗者血中都能检测到高水平的 IgG4,成人湿疹患者牛奶过敏表现最为明显。对杏仁、花生、菠萝、西红柿等食物,特异性 IgE 和特异性 IgG4 检出率两者无差异,已经证实某些过敏物既可诱导机体产生 IgE 抗体,又可诱导机体产生 IgG4 抗体。与经典 IgE 介导速发型过敏反应不同,IgG4 介导的是迟发型变态反应,其特点是由多种食物引发,很少为单一食物引起。因此,对食物过敏原诊断,联合检测特异性 IgE 和特异性 IgG4 更具临床意义,它能为临床提供更多、更真实的诊断信息。

以上指标中,ANA、ENA、C3、C4 可排除系统性红斑狼疮等自身免疫性疾病。

第三节　皮肤组织病理

急性湿疹表皮内可有海绵形成和水疱,真皮浅层毛细血管扩张,周围可见淋巴细胞,少数中性及嗜酸性粒细胞。慢性期表皮棘层肥厚明显,有角化过度及角化不全,真皮浅层毛细血管壁增厚,胶原纤维可轻度变粗。

第四节 湿疹的其他相关检查

一、皮肤划痕试验

常用来诊断皮肤划痕症型的湿疹。在患者皮肤表面用钝器以适当压力划过,由于患者对外来较弱的刺激即可引起较强的生理性反应,可能出现以下三联反应:①划后 3～15 秒,在划过处出现红色线条;②15～45 秒后,在红色线条两侧出现红晕;③划后 1～3 分钟,划过处出现隆起、苍白色风团状线条。

本试验阳性率与所施压力成正比,用力越大,出现阳性概率越大。若压力过小,可能出现"假阴性"。因此,在做皮肤划痕症时,施压标准需统一。国外使用笔式划痕器,并规定须在前臂内侧测试,以 4 900 克/平方厘米为标准压强,若风团宽度大于 2 毫米即为阳性。

二、其他

真菌镜检可用于鉴别浅部真菌病,疥虫检查可协助排除疥疮,皮损细菌培养可帮助诊断湿疹继发细菌感染。

第五章

湿疹的诊断

第一节 湿疹的诊断要点

一、中医诊断要点

1. 湿热

证候:本型相当于急性湿疹,皮损潮红,水疱,糜烂,流液,边界弥漫,剧烈瘙痒,伴胸闷纳呆,大便干结,小便黄赤,苔薄黄腻,脉滑数。

辨析:①辨证:以皮疹潮红、糜烂、渗出、剧痒为主要辨证要点。②病机:湿热之邪流溢肌肤则皮疹潮红、糜烂、渗液、剧痒。苔黄腻,脉滑数为湿热内盛之症。

2. 血热

证候:本型亦相当于急性湿疹,但渗液较少,皮损以红斑、丘疹、抓痕、血痂为主,瘙痒剧烈,常伴有口干舌红,脉细数。

辨析:①辨证:红斑、丘疹、血痂、口干、舌红为辨证要点。②病机:心火炽热夹湿蕴肌肤则见红斑、丘疹、血痂;热灼津液则口干,舌红。脉细数,皆为血热之象。

3. 湿阻

证候:多为亚急性湿疹,皮损色暗、淡红或不红,水疱不多,但液水浸淫,常伴有胃纳不香,面色萎黄,便溏溲少,苔白腻,脉濡滑。

辨析:①辨证:皮损色暗,水疱少,但液水浸淫,苔白腻,脉濡滑为辨证要点。②病机:脾失健运,湿邪内生,蕴积肌肤致水疱液水浸淫。苔白腻,脉濡滑为湿困中焦之症。

4. 血燥

证候:本型相当于慢性湿疹,皮损肥厚角化破裂,或有抓痕血痂,反复发作,数年不愈,常有人体消瘦,舌淡苔白,脉沉细或沉缓。

辨析:①辨证:皮损肥厚,角化破裂,经久不愈为辨证要点。②病机:久病耗伤阴血,血虚生风化燥致肌肤肥厚,角化破裂。脉缓或沉细为阴虚血燥之症。

二、西医诊断要点及流程

1. 急性湿疹

(1)急性发病,皮损由红斑、丘疹、水疱组成。集簇成片状,因搔抓常引起糜烂、渗出、结痂和化脓等改变,边缘不清,常呈对称分布。

(2)剧烈瘙痒。

2. 亚急性湿疹

急性病变炎症减轻、渗液减少后,病程迁延,皮损以丘疹、鳞屑和结痂为主,仅有少数丘疱疹,以点状糜烂为特征,有轻度浸润。

3. 慢性湿疹

(1)可从急性湿疹反复发作而致或开始即呈慢性。

(2)好发于面部、耳后、肘、腘窝、小腿、外阴和肛门等部位,伴剧痒。

（3）皮损较局限，肥厚浸润显著，境界清楚，多有色素沉着。

（4）病程慢性，常有急性发作。

4．自身敏感性湿疹

（1）发病前，在皮肤某部常有湿疹存在。

（2）经 7～10 天后，全身突然发生多数散在丘疹，丘疱疹和小水疱，对称分布，并有同形反应。

（3）原发病灶好转后，全身皮损也自然减轻、消退。

（4）瘙痒剧烈

5．传染性湿疹样皮炎

（1）在发病部位附近有原发性化脓病灶。

（2）皮损以化脓病灶为中心，向四周扩展，表现为红斑、水疱、脓疱、糜烂、结痂等。进展快，不对称，常沿搔抓方向成带状分布。

湿疹诊疗流程图如图 5.1 所示。

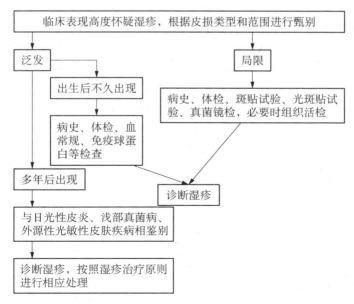

图 5.1 湿疹诊疗流程图

第二节　湿疹的中西医结合诊疗思路

　　湿疹病因和发病机制复杂,临床上皮损可累及全身各部位,皮损视病程、部位不同,表现多形性。在治疗上由于病因不明,容易反复发作;加之部分药物的不良反应,因此对湿疹而言,中西医结合诊疗十分必要。

　　2015 年中国中西医结合学会皮肤性病专业委员会环境与职业性皮肤病学组牵头制定了《中西医结合系统药物治疗湿疹皮炎类皮肤病专家共识(2015 版)》,将湿疹证型分为 3 种,并与西医病程分期结合:①湿热浸淫证,相当于急性湿疹,治则为清热利湿,凉血止痒;②脾虚湿蕴证,相当于亚急性湿疹,治则为健脾助运,渗利水湿;③血虚风燥证,相当于慢性湿疹,治则为滋阴养血、润燥止痒。

　　湿疹虽然病情纷繁复杂,但是"万变不离其宗",现代中医学的辨证论治强调整体辨证,一方面既要辨证,也要辨病,另一方面既要辨主证,也要辨兼证,需结合病因、脏腑辨证、气血津液、卫气营血,在此基础上汇总主证和兼证,方可立法方药。上海中医药大学附属岳阳中西医结合医院"夏氏外科"在传统的治验理论上有了拓展发挥,认为"血热为病之本,阳浮为病之标",湿疹病机虽较复杂,但有其辨证的共性——"血热、湿热",因此"凉血除湿"作为辩证治疗的共性应贯穿整个湿疹的治疗中。对湿热偏盛者,使用"三黄理湿汤"(黄芩、黄柏、黄连、白花蛇舌草、一枝黄花、蒲公英、土茯苓、苦参、生米仁、白鲜皮、地肤子、车前子);对血热偏盛者,使用"芩珠凉血汤"(黄芩、生地、丹皮、丹参、赤芍、大青叶、苦参、黄柏、地肤子、白鲜皮、当归、珍珠母、灵磁石、生甘草)。此外,兼顾皮损特征、自觉症状、皮肤屏障情况及失眠、便溏、食欲缺乏、口干等综合情况。在止痒方面,传统观点认为阴虚生风应滋阴息风止痒;血虚生风应养血息风止痒;热极(血热)生风应凉血息风止痒。"夏氏外科"在此理论基础上发挥,认为虽无肝阳化风之象而用"重镇潜阳"之法,应用"镇惊平肝息风、清化软坚止痛痒"。方用灵磁石以镇惊宁神;牡蛎以平肝镇逆;紫贝齿以镇肝息风;代赭石以苦寒镇静。

一、辨证

1. 辨主证

根据温病学有关湿热的理论,可将湿疹分为热重于湿证、湿热并重证和湿重于热证。在不同病程阶段,湿疹除外皮损特点外,其瘙痒特点不同:"热盛痒重",在急性期湿疹总体表现为"热重于湿",发病来去皆快,且间隔发作;而在慢性期,"湿重于热"疹瘙痒缠绵难止,充分凸显"湿"的特性。

2. 辨兼证

"虚则补之,实则泻之",这是原则性问题。当某个分型遇到兼证为实证时,可同治兼证;当某个分型遇到兼证为虚实夹杂或虚证时,应遵"急则治其标,缓则治其本",亦可标本同治。

3. 四诊合参

总的说来,辨证共性要点为湿、热、风、瘀,同时需判断证候轻重程度。在个性方面需注意发病部位、季节、饮食、二便、睡眠、情绪、女性月经等,如情绪波动对皮损和瘙痒程度的影响,是否影响到睡眠,大便偏干还是黏腻不爽;小便溺黄还是灼热等个性。

二、辨病

1. 辨皮损

湿疹的皮损特点是"湿邪浸淫",即表现为小水疱、丘疱疹、渗出,是"湿邪"浸淫的表现;基底潮红,是"热邪"壅于皮表的表现;浸润、肥厚的皮损常是"气滞"、"血瘀"的表现;干燥、鳞屑是"伤阴"的表现;瘙痒、抓痕,或有外感"风邪",或为"肝风"内动。

2. 辨部位

疾病的形成一般是内外合邪或邪犯其虚,两虚相得,乃客其形,也有脏腑病变循绎发于皮表者。皮损发于某处,表明其处所主的脏腑经络不健康,故外邪择"虚"而犯之。发于耳部的多与少阳胆经有关;发于面部的多与肺经有关;发于腹部、手部的多与脾经有关。应注意分辨皮损是发于伸侧(阳经所主)还是屈侧(阴经所主)。发阳经者,多属实证;发于阴经者,多属虚证。例如,湿疹发于手背的患者,皮损为密集丘疱疹,手背为手三阳经所过之处,夏季发病者,多属于湿热蕴肤,宜苦寒清利;冬季发病者,多属于风寒客表,水湿聚集,当用辛温发散之剂;临床还需注意个体差异。体质强壮,内无明显不调者。只需驱邪即可;若素体不足,脾的功能虚弱,则应在驱邪的同时,补气健脾或温阳健脾。还要判断发病是外邪为主或是内虚为主,抑或是内外相当,用药自然就有轻重法度的区别。发生于手掌的湿疹,皮损多为深在性密集小水疱,冬季多系脾阳不足,湿邪不化,宜温阳健脾除湿;夏季则多属脾虚湿蕴或湿困脾土,当健脾化湿或燥湿健脾。如兼化热者,均酌情加入苦寒清热之品,寒温并用或补泻兼施。

3. 辨季节

不同的季节,气温不同,相对湿度不同,侵犯人体的邪气也不同。冬季发作的湿疹,通常与风寒和人体阳气不足有关;夏季发作的湿疹一般与外界湿热和体内的湿热有关。春季、秋季发病的湿疹也有其一定的特性,注意春季风寒、风热,秋季的湿热、风寒的致病因素,用药时适当疏肝、宣肺。所以,询问发病季节或发病时的当地气温及湿度,对辨证是非常重要的。

三、中西医结合辨证诊治

2011 年,中华医学会皮肤性病学分会免疫学组颁布了《湿疹诊疗指南(2011 年)》(以下简称《指南》),该《指南》在诊疗流程中建议首要根据皮损特征和范围甄别;其次,需完善相关实验室检查,排除接触性、光敏性、寄生虫、真菌、肿瘤等,这与上述中医的辨证思路一致。但是在临床实际应用中还存在一些矛盾的情况,例如在湿疹局部皮损辨证中,患者的舌象与脉象不一致,即局部和整体辨证不一致,因此在辨证思路上需注意:①审证求因,精益求精;②西学中用,宏微结合;③中西并用,标本兼顾。

1. 审证求因,精益求精

许多临床医生在诊断时缺乏甚至忽略鉴别诊断;慢性湿疹因常年发作,瘙痒剧烈,给患者带来较大情绪影响,还多合并有不同程度的神经性皮炎,诊断上需通过细致入微的观察逐一区分。在治疗方面,致病原因不同的湿疹皮炎,应采用不同防治措施,并注意鉴别相关疾病和并发症。例如,理发师容易罹患慢性累积性接触性皮炎,有些湿疹还可能合并有毛囊炎,局部淋巴结炎;因此对于基本损害相同的湿疹皮炎,治疗时亦需整体考虑,分阶段治疗,临床上注意继发感染,合并疾病的治疗。

2. 西学中用,宏微结合

从宏观上看,辨皮损在前述"辨皮损"中已阐述;在微观上,湿疹在西医的组织病理与中医的病机亦有相通性：①细胞间及细胞内的水肿，这是中医"湿"证的物质基础，认为是水湿泛溢肌腠的表现。②真皮浅层毛细血管扩张，血管周围炎性细胞浸润，是"益以火力，亢阳鼓荡，血脉贲张"所致，因此辨证为"热"证。③慢性期棘层增厚，可伴有角化过度和角化不全。其有形可征，甲错增厚，正是"瘀"证的表现。"湿"、"热"、"瘀"3个基本证素在辨证中的作用；而每一证素的占比不同，在遣方用药上亦有所侧重。因此，湿疹微观皮肤病理表现是宏观中医辨证论治的物质基础，也同时引申出了急性湿疹的治疗以"清热祛湿"为基本法则，慢性湿疹在此基础上还需注重"化瘀"。

3. 中西并重，标本兼治

湿疹的瘙痒影响患者生活质量，患者不断搔抓，进一步加重皮损，甚至出现全身变态反应或继发感染，使单纯湿疹演变成为自身过敏性皮炎或传染性湿疹样皮炎，加重病情，出现苔藓样变，尤其影响患者睡眠，可导致患者情绪失调，致使肝阳上亢或肝气郁结，因此在治疗上要中西并重，标本兼治，抓住病因、治病求本。例如针对乏脂性湿疹涂保湿霜，修复皮肤屏障；多形性日光疹外用遮光剂等。

第1步——"急则治标"。结合皮损及四诊辨证，在"清热祛湿"的基本法则基础上，根据"湿、热、瘀"的程度不同，随证加减。在"热"证的辨证上，注意"实热"和"虚热"的区别。除了皮损潮红的程度，还需察看是否有皮温升高，来判断"热"的程度。

第2步——"缓则治本"，平素表现为急躁、易怒、焦虑、脉弦数等肝阳上亢证患者，采用重镇安神法，常用药物有生龙骨、生牡蛎、磁石、珍珠母等。表现为情绪抑郁、低落、腹胀、食纳不佳、便溏等肝气郁结证或肝郁脾虚证患者，采用疏肝解郁健脾法，常用药物有柴胡、郁金、白芍、茯苓、炒白术、枳壳等。

第3步——随症加减，对于渗出明显患者，予白茅根、生薏苡仁、赤小豆增强祛湿之力；瘙痒难忍，予生龙骨、生牡蛎、灵磁石重镇止痒；皮损干燥，皲裂，予石斛、玉竹、麦冬、玄参；发于下肢，予牛膝、萆薢、黄柏引药下行；发于面部，予升麻、连翘、荆芥引药上行头面。

综上，只要掌握了湿疹的变化规律，将共性和个性统一，灵活处方用药，定会收到好的疗效。

第三节　湿疹的鉴别诊断要点

一、鉴别诊断概述

由于湿疹分类的争议性，并且随着科学的发展及临床研究的进展，有些疾病已成为独立性疾病，不再是湿疹。下述疾病虽然在临床上均有湿疹样表现，但病因、发病机制、发病部位、人群、预后等方面不尽相同，可通过其临床特征及相关实验室检查方面进行鉴别。

二、变应性接触性皮炎

变应性接触性皮炎是一种瘙痒性、湿疹性反应。引起变应性接触性皮炎的致敏物本身无刺激性或毒性，多数人接触后不发病，仅有少数人接触后经过一定潜伏期，在接触部位的皮肤黏膜发生超敏反应性炎症。与湿疹的鉴别主要通过接触史、临床特征、预后及斑贴试验等鉴别。

（1）仅发生于对接触物敏感的少数人。发病前有明确变应原接触史，这些变应原本身无毒性或刺激性，一般首次接触后不发病，需经历 1～2 周后，再次接触同样致敏物质才发病，因此容易反复发作。

（2）变应性接触性皮炎的发病机制主要为 T 细胞介导的 IV 型超敏反应，从致敏到发病需经历 3 阶段：①抗原抗体复合物形成；②初次反应阶段（诱导期）：需要 4～20 天；③二次反应阶段（激发期），当皮肤再次接触致敏因子，一般在 24～48 小时内发生明显的炎症反应。

（3）皮损范围基本局限于接触部位，表现为境界鲜明的湿疹性皮疹，搔抓后可在远隔部位产生类似皮疹；部分大多有瘙痒、烧灼感或胀痛感；少数严重病例可有全身反应，如发热、畏寒、恶心及头痛等。当皮炎发生于组织疏松部位如眼睑、口唇、包皮、阴囊等处，则肿胀明显而无鲜明的边缘。去除变应原后一般 1～2 周皮损会逐渐消退。

（4）可疑变应原的斑贴试验可确诊。皮肤组织病理学无特异性表现。

三、刺激性接触性皮炎

刺激性接触性皮炎是一种局限的非免疫机制介导的皮肤炎症反应。由于接触本身具有强烈刺激性或毒性，因此任何人接触后均可发病，其轻重、发病快慢与接触物性质、浓度、时间以及患者年龄、性别、接触部位以及皮肤状况和环境因素有关。本病与湿疹的主要鉴别点在接触史、临床特征及预后。

（1）可发生于任何人。发病前有明确刺激性变应原接触史，这些变应原本身具有较强毒性或刺激性，接触后无一定潜伏期,随着表皮屏障的丧失而逐渐加重;停止接触后皮损可消退。

(2)发病机制为非免疫性的皮肤炎症反应。接触物刺激性越强、浓度越高、时间越长其局部炎症反应越重,发病时间越快;部分低浓度刺激物长期接触即可产生耐受作用,也可因累积性刺激导致累积性刺激性皮炎。此外,皮炎发生和严重程度还与患者年龄、性别、接触部位及皮肤状况和环境因素有关,相对而言,潮湿、冷热、易受压迫或摩擦的环境易患本病,干燥和较厚皮肤者则较少发生。

(3)皮损多局限于接触部位,皮损表现多形性,呈湿疹样变,按照接触物浓度不同,其临床表现可分为急性型和慢性累积型,一般自觉疼痛和烧灼感。

四、特应性皮炎

特应性皮炎又称特应性湿疹,是一种与遗传过敏素质有关的慢性炎症性、复发性皮肤病。通过典型各期皮损表现,结合干皮症、婴儿期湿疹病史、家族性遗传过敏史、嗜酸性粒细胞增高和血清 IgE 升高等特点可与湿疹鉴别。

(1)病因不明,可能与家族性遗传过敏、免疫、皮肤屏障破坏有关。

(2)不同年龄阶段临床表现不同,通常可分为婴儿期、儿童期和青年成人期,两期之间可能出现静止期。

(3)婴儿期:多在出生后 2 个月以后到 1 岁内发病。以急性瘙痒性湿疹样损害为主,初发于面部;主要累及头皮和四肢伸侧。一般 2 岁内逐渐好转、痊愈,部分迁延至儿童期。

(4)儿童期:开始出现类似青年成人期临床特点,表现为肘窝、腘窝及颈部亚急性和慢性皮损,腕部和踝部也可受累,久之呈苔藓样变,瘙痒剧烈。

（5）青年成人期：12 岁以后至成年阶段；皮疹可累及肘窝、腘窝、四肢、躯干,累及头颈部者以眼睑为重；皮损表现为慢性湿疹样变,部分患者表现为泛发性干燥丘疹。瘙痒剧烈,可出现继发性皮损。

（6）可有嗜酸性粒细胞增高、血清总 IgE 升高；粉尘螨、花粉皮肤点刺试验（＋）。

五、脂溢性皮炎

脂溢性皮炎又名脂溢性湿疹,是发生皮脂溢出较多部位或皱褶部位的一种慢性炎症性皮肤病。可根据其发病特殊部位及油腻性鳞屑、痂皮等临床特征与湿疹鉴别。

（1）病因与皮脂腺活跃、皮脂成分异常及共生的酵母菌糠秕马拉色菌等的定植有关。也可是人类免疫缺陷病毒（HIV）感染的一个皮肤表现,尤其是病情严重及有治疗抵抗时。

（2）分为婴儿型和成人型,前者为自限性,主要发生于 3 个月内婴儿,一般无明显瘙痒；后者多发生于 40～60 岁,男性居多。

（3）好发于皮脂腺丰富区域,以头、面、耳、胸背部等处多见；其次为间擦部位,如腋窝、腹股沟及乳房下皱褶、脐部。

（4）皮损特征为境界清楚覆有油腻性鳞屑的红色或棕红色斑片；重症者可有红皮病样表现；伴不同程度瘙痒。

（5）头皮损害可表现为糠秕状鳞屑型和黏着性油腻结痂型；面部常与痤疮伴发；耳部受累常伴耳后皱襞裂隙；躯干受累皮损常为簇集性花瓣样,表面覆有油腻性细碎鳞屑；肥胖者多发生于皱褶部,易继发念珠菌感染。

（6）马拉色菌感染所致者，真菌镜检（＋）。

六、湿疹型药疹

局部外用药物后引起接触性皮炎后，再次系统应用同类或结构相似药物发生的泛发性湿疹样皮损。

（1）与青霉素、磺胺类药物、含乙二胺抗组胺类药物、氨茶碱及口服降糖药有关。

（2）有一定潜伏期，先在局部外用药物先出现接触性皮炎，此后再次系统用上述药后产生泛发性湿疹样皮损。病程有一定自限性，停止使用致敏药物后常好转。

（3）抗过敏和糖皮质激素治疗有效。

（4）致敏药物做斑贴试验（＋）；回顾性诊断，注意在皮疹消退半个月后方可做试验。

七、汗疱疹

汗疱疹又名出汗不良性湿疹，是对称发生在掌跖、指趾屈侧皮肤的复发性水疱性皮肤病，常伴手足多汗。根据手足部位多汗及特征性皮损可与湿疹鉴别。

（1）汗疱疹病因尚不完全清楚，可能是一种发生在皮肤的湿疹样超敏反应。此外，精神因素、病灶感染、局部过敏刺激等与本病发生有关，部分有家族史。

（2）好发于掌跖和指趾侧缘，春末夏初易发。皮损为深在分布的针尖至粟粒大圆形透明小水疱，一般水疱不自行破裂，干涸后领圈状脱屑。自觉不同程度瘙痒或烧灼。

（3）皮肤真菌镜检及培养（一）。

八、Paget 病

Paget 病又名湿疹样癌，临床上表现为湿疹样皮损，可分为乳房 Paget 病和乳房外 Paget 病。主要依靠皮肤活检与湿疹鉴别。

（1）病因不明，多认为起源于乳腺导管及顶泌汗腺导管开口部的原位癌，向下可侵入结缔组织，向上则形成 Paget 病皮损。

（2）乳房 Paget 病：多累及中老年妇女；好发单侧乳房和乳晕部；皮损呈湿疹样，基底有浸润感，可形成溃疡和乳头回缩。常伴发乳腺癌，可有腋窝淋巴结转移。

（3）乳房外 Paget 病：可累及两性，以中老年男性居多；好发于阴囊、会阴及肛周。皮损表现为湿疹样，累及面积较乳房 Paget 病大，常有痛痒感。进展缓慢，愈后一般较 Paget 病好，但如为直肠癌扩展导致的继发性乳房外 Paget 病，预后不良。

组织病理：以表皮内单个或成巢排列的大而淡染的 Paget 细胞为特点；高碘酸 Schiff 反应（PAS）（＋），耐淀粉酶。

九、尿布皮炎

尿布皮炎是指在新生儿的肛门附近、臀部、会阴部等处皮肤发红，有散在斑丘疹或疱疹，又称新生儿红臀。通过皮损表现，结合婴儿尿布使用史，可与湿疹鉴别。

（1）病因是由于粪便中的氨生成菌在湿尿布上分解尿而产生氨，由于氨的刺激作用而发生。

（2）临床表现为婴儿阴部、臀部包尿布处发生红斑、丘疹性皮炎，有时蔓延至下腹部及大腿部，严重者可形成浅溃疡。

十、癣菌疹

由于原发真菌感染灶(头癣、足癣等)释放的真菌抗原经血流带至皮肤,在该处发生了抗原抗体反应所呈现的一种变态反应性损害。根据临床症状及实验室检查,可与湿疹鉴别。

原发感染灶多由亲动物性真菌和许兰毛癣菌引起,炎症反应强烈,如脓癣、浸渍糜烂型或汗疱型足癣等。癣菌疹随着原发真菌感染灶的治愈,皮疹逐渐消失。

1. 临床分型

临床上分为3型:

(1)急性播散性癣菌疹:常为毛囊性、苔藓样或鳞屑性损害,主要分布在躯干,呈针头大的尖或平顶状苔藓样丘疹,常形成环状鳞屑性斑片,多见于头癣患者。

(2)癣菌疹:主要见于足部真菌感染时,可在手掌及指侧有疹样反应,损害大多为水疱样,剧痒,有时甚至有压痛,可见继发性细菌感染,局部一般找不到真菌。

(3)结节性红斑、远心性斑状红斑、游走型栓塞性脉管炎、丹毒样及荨麻疹样癣菌疹:为疹样癣菌疹的不同表现,只是非水疱性,而且不只局限于手掌及指侧。

2. 实验室检查

皮肤真菌镜检及培养(+),可找到病原性真菌,患者对毛癣菌素皮试常呈阳性反应。

十一、幼年性跖部皮病

本病又名足前部湿疹、干燥性足跖湿疹、趾周围皮病,为发生于跖前部的红斑、干燥及裂纹性皮炎,可根据临床表现与湿疹鉴别。

(1)病因不明,可能与穿着透气性差的鞋袜、汗液潴留浸渍加上运动摩擦造成表皮微小创伤有关。部分患儿有特应性个人史和家族史。

(2)多见于3~14岁儿童,婴儿及成人罕见。主要变现为跖前部及趾屈面边界清楚的红斑,表面干燥有光泽。可见细小裂纹,伴有疼痛。双足对称发生,以负重部位明显,足前部比足跟部多见,趾缝间及足弓部很少见,同样皮疹亦可发生于指部。

十二、Kaposi 水痘样疹

本病是指在原有的皮肤病(多为遗传过敏性皮炎或湿疹)基础上感染单纯疱疹病毒或牛痘病毒而发生的一种皮肤病。常在原有炎症性皮肤病基础上突发,有单纯疱疹等病毒接触史,并伴有全身症状,可与湿疹鉴别。

(1)好发于3岁以下患湿疹的婴幼儿及20~30岁的青年人。多有接触单纯疱疹感染者史,潜伏期1~2周。

(2)皮损为在原有皮损上突然发生的多数密集扁平水疱,很快变为脓疱,疱中央有脐凹,周围有红晕,约1~2周后干燥结痂。

(3)患者可伴有高热、食欲下降等全身症状,伴局部淋巴结肿大。大多数患者预后良好,极少数可并发脑炎及内脏损害。

(4)血象变化,常有白细胞计数减少,合并感染时略见增高。

第四节　湿疹的严重程度评估

正确评估疾病病情对研究临床病情变化和治疗前后的对比十分重要。关于湿疹类疾病的评分方法,近 20 年来主要针对特应性皮炎的病情评分提出过若干种方法。现将目前主要采用的评分方法介绍如下:

一、湿疹面积及严重度指数评分法(EASI 评分法)

EASI(eczema area and severity index)评分法是根据不同部位皮损症状严重程度,所占面积的大小再结合各部位面积占全身面积的比例的综合积分,具体的计算方法如下:

(1)临床体征的评分:临床体征分为 4 项,即红斑、丘疱疹、糜烂和结痂,每一临床表现的严重度以 0～3 计分。0 分＝无,1 分＝轻,2 分＝中,3 分＝重。均以该部位最严重情况记录。临床中重度的界定:0 分＝无,此体征仔细观察后也不能确定。1 分＝轻度,此体征确存在,但需仔细观察才能确定。2 分＝中度,此体征可立即看到。3 分＝重度,此体征非常明显。

(2)临床表现面积大小评分:将全身分为 4 个部位,即头颈(H),上肢(UL),躯干(T),下肢(LL)。上肢包括腋外侧和手、躯干包括腋中部和腹股沟部、下肢包括臀和足部。皮损面积大小计算用患者手掌为 1％估算,记分时换算成所占该部位的比例计分。皮损面积占各部位面积的比例分值为 0～6 分。即 0 分为无皮疹,1 分为＜l0％,2 分为 10％～19％,3 分为 20％～49％,4 分为 50％～69％,5 分为 70％～89％,6 分为 90％～100％。

（3）由于儿童与成人各部位占全身的比例不完全相同；8 岁以上头颈为 10%，上肢 20%，躯干 30%，下肢 40%，而 0～7 岁则头颈 20%，上肢 20%，躯干 30%，下肢 30%。

（4）EASI 计算分值方法（表 5.1）

表 5.1　EASI 计算分值方法

部位	EASI 分值
头/颈	$(E+I+Ex+L) \times$ 面积 $\times 0.1$
上肢	$(E+I+Ex+L) \times$ 面积 $\times 0.2$
躯干	$(E+I+Ex+L) \times$ 面积 $\times 0.3$
下肢	$(E+I+Ex+L) \times$ 面积 $\times 0.4$

注：E 为红斑；I 为硬肿（水肿或丘疹）；Ex 为表皮剥脱；L 为苔藓化

（5）EASI 未将瘙痒作为评分的内容，避免了主观因素而影响总分的结果。但瘙痒作为湿疹的主要临床症状，可单独评分，具体如下：

0 分：无任何瘙痒。

1 分：偶尔瘙痒，不用药，不影响学习生活。

2 分：阵发性瘙痒，时轻时重，影响睡眠学习生活，需用药。

3 分：剧烈瘙痒，严重影响工作学习生活。

二、研究者整体评价法（IGA 评分）

IGA（the investigator's global assessment）评分是临床医生对患者全身情况的总体评价，采用六级评分法评为 0～5 分：0 分为无皮损，没有湿疹的炎症体征；1 分为几乎没有皮损，仅有可察觉的红斑和丘疹/浸润；2 分为轻度，轻度的红斑和丘疹/浸润;3 分为中度,有中度的红斑和丘疹/浸润;4 分为重度的红斑和丘疹/浸润;5 分为非常严重,伴有渗出和结痂的严重的红斑和丘疹/浸润。但 IGA 评分是以临床医生个人的整体主观判断为依据,且评估节点较少,使得可区分性欠佳,其准确性及可靠性无法 EASI 评分相比,不适合用于不同患者之间严重程度的比较。但对于同一患者,可用于评价治疗效果及病情变化。

三、源自患者的湿疹评价法(POEM 评分)

POEM(patient oriented eczema measure)评分是以患者的角度监测和评估湿疹病情的评分方法。POEM 是主要由患者回答的症状问卷,分为 7 个问题,分别针对过去一周内瘙痒、睡眠影响、出血、渗出、皲裂、皮肤剥脱及干燥出现的频率进行评分,按频率每项评为 0~4 分,总分 28 分。问卷分为患者自答及监护人答两个版本,但没有特定年龄限制,有能力读懂并回答问题的孩子即可单独回答。该评分方法更加注重人文关怀,使得患者参与度更强,能更好地促进医患关爱及互动。

四、日本皮肤科学会评分法(JDA 评分)

在 2008 年的日本皮肤科学会 JDA(Japanese dermatological association)的 AD 指南中制定了一套适用于其本国患者的疾病严重程度评价系统主要评估 5 个区域(头颈、前胸、后背、上肢和下肢)的 3 种皮疹(红斑/急性期丘疹,渗出/结痂,慢性期丘疹/结节/苔藓样变),对每个区域的皮损最严重处进行评估,采用四分法评 0~3 分,再对每区域面积进行评估(0 分 = 未见皮损,1 分 = 小于等于 1/3,2 分 = 1/3 ~ 2/3,3 分 = 大于等于

2/3),5部分各项总和为60分。同时,为方便临床医生进行诊疗,JDA 同时制定了一套更为简单的评分系统,将 AD 病情严重程度分为4级,如表5.2所示。该评分简便快捷,既评估了皮损本身严重程度,又评估了皮损面积,但未涉及瘙痒等指标,且应用范围尚需进一步扩大。

表 5.2　JDA 皮损严重程度分级

分级	皮 损 表 现
轻度	仅有轻度皮损(轻度红斑、干燥、鳞屑),无论皮损面积大小
中度	皮损有严重的炎症反应(红斑、丘疹、糜烂、浸润、苔藓样变),受累面积＜10％体表面积
重度	皮损有严重的炎症反应,受累面积为 10％～30％体表面积
极重度	皮损有严重的炎症反应,受累面积＞30％体表面积

第六章

湿疹的中医治疗

　　湿疹是一种过敏性炎症性皮肤病,病因复杂,其发生与外感六淫之邪中的"风、湿、热、毒"关系密切;内因上与先天禀赋、七情内伤、饮食劳倦不可分割。中医治疗湿疹,主要运用中医学的核心思想——辨证论治而分别采用中药内服、中成药及中医外治法(溻渍、熏蒸、刺灸推拿),在具体应用中还应做到审证求因,将局部治疗和整体治疗有机地结合起来。

第一节　湿疹的辨证论治

　　湿疹易反复发作,所以治疗根据病因病机、临床表现、病程长短进行辨证治疗。一般急性湿疹多辨证为湿热浸淫,治宜清热利湿;亚急性者多辨证为脾虚湿蕴,治宜健脾利湿;慢性者则多辨证为血虚风燥,治宜养血润肤,祛风止痒。

　　1. 湿热浸淫证(相当于急性湿疹)

　　证候:发病急,皮损潮红灼热,瘙痒无休,渗液流汁。伴身热,心烦,口渴,大便干,尿短赤。舌红,苔薄白或黄,脉滑或数。

　　治法:清热利湿。

方药：龙胆泻肝汤合萆薢渗湿汤加减,若渗液明显加苦参、青黛以清热敛湿;大便干结则加大黄、厚朴以行气通腑。

2. 脾虚湿蕴证(相当于亚急性湿疹)

证候：发病较慢,皮损潮红,瘙痒,抓后糜烂渗出,可见鳞屑。伴有纳少,神疲,腹胀便溏。舌淡胖,苔白或腻,脉弦缓。

治法：健脾利湿。

方药：除湿胃苓汤或参苓白术散加减,若纳呆加神曲、谷芽、麦芽以健脾消食;腹胀加香附、佛手以行气消滞。

3. 血虚风燥证(相当于慢性湿疹)

证候：病程迁延日久,反复发作,皮损色暗或色素沉着,剧痒,或皮损粗糙肥厚。伴口干不欲饮、食欲缺乏、腹胀。舌淡,苔白,脉濡细。

治法：养血润肤,祛风止痒。

方药：当归饮子或四物消风散加减,若血虚明显者加黄精、制首乌养血;皮损肥厚者加鸡血藤、丹参以活血养血;瘙痒剧烈者加乌梢蛇、乌梅、五味子祛风敛阴止痒。

第二节　湿疹的中成药治疗

中成药是指在中医药理论指导下,针对某种病、证所制定的,以中药材(饮片)为原料,遵循君、臣、佐、使配伍原则,并按照国家药品管理部门规定的处方、生产工艺和质量标准加工、制成一定剂型的药品,使用方法根据剂型不同而有内服、外用、注射、腔道给药等。中成药是我国历代医药学家经过长期的医疗实践创造、总结的有效方剂的精华,具有疗效显著、适用面广、便于携带、使用方便、不良反应小等特点,尤其方便适用于急危病症患者的治疗及需要长期治疗的患者使用。

一、口服中成药

1. 应用原则

（1）辨证论治原则：辨证论治是中医诊断和治疗疾病的基本原则，中成药是在中医理论指导下，结合现代技术制成的成品药剂，其使用也必须在辨证论治思想的指导下才能保证安全、有效、合理地用药。而湿疹辨证特色之一即为全身辨证与局部辨证相结合、辨证与辨病相结合。因此，在湿疹的临床实践中，将西医的诊断（辨病）与中医的辨证相结合，合理选用中成药，使中成药的临床应用更具针对性，可以大大提高临床疗效，但应注意不能仅根据西医诊断选用中成药。

（2）安全合理原则：许多中成药的不良反应都与超剂量、长期使用以及超适应证范围使用有关。因此，应针对病情的轻重缓急、患者的体质强弱，合理选择、正确使用中成药，中病即止，不可过用，以防过量和蓄积中毒。在医疗实践中，应仔细阅读药品说明书给出的各项信息，保证安全、有效、合理地用药，尽可能避免和减少药品的不良反应。

（3）中成药的联合使用原则：当病情复杂，一种中成药不能满足所有证候的治疗需求时，可以联合应用多种中成药。多种中成药联合应用，应遵循"药效互补及增效减毒"的原则。功能基本相同的中成药原则上不宜叠加使用，药性峻烈或含毒性成分的中成药应避免重复使用。还有一些病证可采用中成药口服与外用制剂联合应用。

（4）中成药与西药的联合使用原则：中成药与西药如无明确禁忌，可以联合应用，但在诊疗方案中应考虑中西药物的主辅地位,并确定给药剂量、给药时间、给药途径。给药途径相同的,应分开使用。如必须同一途径用药时,应将中西药分开使用。谨慎考虑中、西两种注射剂的使用间隔时间和药物相互作用,严禁混合配伍。

当然,也应看到,中成药因成分组成、药量配比固定不变,因此不能像临方调配的饮片处方那样灵活多变、随症加减,这使得中成药的实际应用和临床疗效受到了一定的限制。因此,在使用中成药时亦应谨守病机,抓其主症,辨证分型,选方施治。

2. 急性湿疹

中医辨证多属湿热浸淫型,应选取清热除湿功效的方药治疗。

(1)龙胆泻肝丸:本方之源尚难确定,在金元时期,中医"脾胃学说"的创始人李东垣,在其所撰的《兰室秘藏》中曾使用本方,包括龙胆草、柴胡、泽泻、车前子、生地等药味,有清肝胆、利湿热的功效。因肝经循行胁肋、联系阴部,胆经分布耳部、胁肋、经过外阴,故在中医古籍《医宗金鉴·删补名医方论》中记载:"胁痛口苦,耳聋耳肿,乃胆经之为病也;筋痿阴湿,热痒阴肿,乃肝经之为病也",所以在临床上更适合急性湿疹伴有口臭或口苦或胸肋胀痛或头晕或眼结膜充血的肝胆湿热患者,尤以耳、外阴及胸肋部位的急性湿疹疗效为佳。在使用时应注意本药方中多苦寒之品,易伤脾胃,若急性症状部分缓解,即可减量或停服,不宜久服。如服药呕吐或胃肠不适者,可采用凉药热服法,一般宜用温开水送服。服用本品时不宜同时服用滋补性中药。

(2)金蝉止痒胶囊:本药是在经典名方"龙胆泻肝汤""消风散"基础上组方而成,其成分为金银花、栀子、黄芩、苦参、黄柏、龙胆草、白芷、白鲜皮、蛇床子、蝉蜕、连翘、地肤子、地黄、青蒿、广藿香和甘草共计 16 味中药,适用于湿热内蕴所引起的过敏性皮肤病。方中金银花、黄芩、白鲜皮等能降低毛细血管通透性,稳定肥大细胞膜,抑制炎性介质的生成和释放,具有抗急性炎性反应的作用,其抗急性炎性反应与垂体-肾上腺系统无关。甘草具有抗菌、抗病毒、抗肿瘤、解毒及肾上腺皮质激素样抗感染、抗变态反应的作用;金银花、黄芩等可不同程度地增加白细胞数量,提高白细胞和巨噬细胞的吞噬能力,增强非特异性免疫功能;黄芩、黄柏、金银花,对多种病原微生物有抑制作用,有较广的抗菌谱。金蝉止痒胶囊具有疏散风热、祛风止痒的作用,不仅符合中医对湿疹病因病机的解释,同时本方也与现代医学的抑菌、抗感染、抗变态反应治疗湿疹的指导思想相吻合。

(3)八宝五胆墨药:本药由水牛角浓缩粉、羚羊角、麝香、冰片、珍珠、蟾酥、牛黄、朱砂、牛胆、熊胆、蛇胆、猪胆、青鱼胆、川芎、藕节、红花、小蓟、大蓟、白茅根、夏枯草、牡丹皮 22 味药物组成,具有消炎解毒、活血止痛的作用,可用于急性湿疹早期,瘙痒剧烈,颜色鲜红,血热内蕴者,但本药多是大寒之品,故孕妇及有消化道疾病患者禁用。

(4)二妙丸、四妙丸:本药方源于元末明初时《丹溪心法》中的二妙散,包含苍术、黄柏两味药物,其中苍术燥湿,黄柏苦寒,偏走下焦,清下部之热,除足膝之湿,共奏清热燥湿之功效。本方用于湿热疾患,对阴囊、肛周、下肢及足部湿疹湿热下注者选用疗效更佳。湿疹同时伴有下肢关节肿痛、麻木或屈伸不利者,选用四妙丸更有针对性,此方出自清代《成方便读》,实为二妙丸加入牛膝、薏苡仁所得,四妙丸重用薏苡仁,而黄柏采用盐炒,并且用量较二妙丸中减少,故在增加了强筋骨、通经络、除湿痹功效的同时,也降低了清热的能力,可以看出二妙丸是清热燥湿的基础方,而四妙丸是二妙丸加味方,多了走血分的力量,功效虽相近,但确有不同之处,故临床应依据病情症状选择使用。

四妙丸中牛膝是活血下行之品,有碍胎气,故孕妇慎用。

(5)消风止痒颗粒:若患者除皮疹渗出外,以瘙痒剧烈,遇热明显,波及周身为特点,那么辨证在湿热浸淫的基础上,夹杂风邪蕴阻肌肤,此时选用消风止痒颗粒较为适宜,本方源自明代《外科正宗》的消风散,经加减化裁而来,主要成分为防风、蝉蜕、地骨皮、苍术、当归、石膏等,治以清热除湿,疏风养血。因此方有无糖剂型,故针对血糖异常患者可服用,亦可按服用剂量的不同应用于儿童。

(6)肤痒冲剂:肤痒冲剂由苍耳子、地肤子、川芎、红花、白英等药组成,具有祛风活血,除湿止痒之功效,尤其是对老年性湿疹患者的治疗上具有很好的疗效。但肤痒冲剂中辅料为蔗糖、糊精,因此,患有糖尿病的患者应慎用或忌用。

3. 亚急性湿疹

中医辨证多属脾虚湿蕴型,应选用健脾化湿的方药治疗。

(1)参苓白术丸:本方药源于宋代的《太平惠民和剂局方》,主要由人参、白术(炒)、茯苓、山药、薏苡仁(炒)等组成,诸药共奏健脾益气化湿之功。若患者除皮损症状外,尚有形体消瘦、面色萎黄、四肢乏力、大便伴有不消化食物,服用本品效果为佳。服本药方时宜饭前服用或进食同服,而不宜同时服用含有藜芦、五灵脂、皂荚成分的药品,亦不宜饮用茶水和食用萝卜以免影响药效,更不宜和感冒类药物同时服用。

(2)百癣夏塔热片:本方是在维吾尔医古方的基础上研制而成的复方制剂,由地锦草、西青果、芦荟、毛诃子肉、诃子、司卡摩尼亚酯等维吾尔药材组成。具有清除异常黏液质、胆液质及败血、泻毒、消肿止痒等功效,最近研究表明,百癣夏塔热片可抑制巨噬细胞呼吸爆发产生的活性氧,降低机体在应急状态时的过高细胞免疫反应,提高机体免疫器官或免疫细胞的抗氧化能力,从而保护机体组织细胞。此外,百癣夏塔热片还能明显抑制迟发型超敏反应,抑制肥大细胞脱颗粒作用,对组胺引起的瘙痒反应有显著的拮抗作用,起到消炎、抗过敏、止痒等药理学效应,多适用于伴有大便干燥秘结及皮肤瘙痒症亚急性湿疹患者。

4. 慢性湿疹

中医辨证多属血虚风燥型,宜选用养血润燥疏风之方药治疗。

(1)湿毒清胶囊:本药方由生地黄、当归、丹参、苦参、蝉蜕等药味构成,共同达到养血润燥、祛风止痒、化湿解毒的功效。慢性湿疹,病情缠绵,中医有久病伤血之说,而本方恰是在养血的基础上,加以祛风除湿止痒,取中医"治风先治血,血行风自灭"之理。因老年患者常伴气血不足,肌肤失养,故本品尤其适合以皮损颜色淡暗或兼有老年瘙痒症的患者使用,特别是本品不含糖分,亦可用于血糖异常的湿疹患者。

(2)润燥止痒胶囊:本方来源于贵州黔东南苗族地区民间验方,该组方的药物有何首乌、制何首乌、生地、桑叶、苦参、红活麻,具有养血滋阴,祛风止痒,润肠通便的功效。本品中何首乌与制何首乌联合应用,除有养血润燥之功外,还兼具补益肝肾、解毒通便之效,多适用于皮损角化肥厚、抓痕血痂,伴有大便干燥秘结及皮肤瘙痒症的慢性湿疹患者。

(3)乌蛇止痒丸:本方的主要成分是乌梢蛇、防风、蛇床子、黄柏、苍术、人参须、牡丹皮、蛇胆汁、苦参、人工牛黄、当归。药丸气香,味苦、辛,具有养血祛风、燥湿止痒的功效。中医素有"久病入络""久病必虚"之说,因此慢性湿疹虽系风湿热所致,但久则入络夹虚。方中乌梢蛇搜风走络、除湿止痒。《诸病源候论》云:"风多则痒,热多则痛。"湿疹患者常自觉瘙痒剧烈,因此用防风,辛散走表,祛风止痒,且质地湿润,素有"风中之润剂"之誉,两药同为君药;当归补血、行血、滋阴润燥,以人参须补气健脾,使脾气旺而补虚生血此二药为臣,体现了"治风先治血,血行风自灭"之意,用以治本。

临床上若选择应用中药,那么无论汤液、水丸、胶囊还是颗粒,其剂型可以改变,但临证察机的中医诊疗思路不能变。中医的精髓在于辨证论治和整体观念,而辨证准确是取效的关键,中成药治疗湿疹仍要遵循于此,在此基础上发挥其特有的中医经络、中药药性等理论的优势。避免见病用药及中药西用,即单纯从西医的辨病角度用药,不辨阴阳表里、寒热虚实。例如,非湿热、实火者随意选用龙胆泻肝丸,这样就违反了中医的用药原则,容易出现药物的不良反应。若要发挥中成药治疗湿疹的疗效,需要认真观察体会,从皮损及周身伴随症状等各个方面获取信息,抓主要特征,辨证分型,选方治疗。归纳上述,湿热浸淫型的湿疹患中偏于耳、外阴及胸胁部位的,选用龙胆泻肝丸;偏于腰部以下的,选用二妙丸或四妙丸;偏于遇热瘙痒者,选用消风止痒颗粒;偏于红肿热痛者,选用金蝉止痒胶囊及八宝五胆墨药;老年患者湿疹急性发作且无糖尿病病史患者可选用肤痒冲剂。脾虚湿蕴型的湿疹患者,偏于乏力气虚便溏者,选用参苓白术丸;偏于大便秘结者,可选用百癣夏塔热片。血虚风燥型的湿疹患者,偏于皮肤干燥瘙痒者,使用湿毒清胶囊;偏于老年兼有便秘者,使用润燥止痒胶囊;偏于瘙痒剧烈,选用乌蛇止痒丸。当然,某些中成药虽未明确提及湿疹是其适应证,但依据其药味组成及成方药性,仍具有临床对证治疗的可行性。其次,在湿疹分期的转化过程中,中医证型可有兼证,如脾虚血虚的合证,故中成药亦可加减应用,不仅仅禁锢于分期,总以"证"为灵活施治的根基及出发点。

二、外用中成药

1. 适应证

由于外用中成药无糖皮质激素长期应用的不良反应,适用于治疗各类湿疹皮炎:①对于轻度或中度的皮炎湿疹,体表面积<10%的患者,可以单独外用中成药治疗;体表面积>10%的患者,可以在系统用相应药物治疗的基础上,同时使用外用中成药;②对于肥厚性皮损应用糖皮质激素联合治疗或序贯治疗,以减少糖皮质激素用量,降低其不良反应,减少湿疹复发;③对于儿童、老人及皮肤柔嫩部位的皮炎,外用糖皮质激素可能更易发生不良反应,可以优先选用中成药。

2. 急性湿疹

皮损潮红、灼热,出现红斑、丘疹、斑丘疹、丘疱疹,合并或不合并渗出,证属湿热浸淫,治宜清热除湿、收敛止痒。皮损表现为潮红、红斑、丘疹、斑丘疹,无渗出者,以清热止痒类中药外涂或湿敷;皮损表现为丘疱疹、水疱、糜烂,渗出者,以清热燥湿止痒之溶液剂湿敷或冷湿敷,常用有止痒消炎水、复方黄柏液、甘霖洗剂等。

3. 亚急性湿疹

皮损潮红、瘙痒,有少量渗液,可见鳞屑。属湿蕴证,宜除湿止痒。皮损表现为少量渗出者,以清热收敛止痒的洗剂外搽或湿敷,常用有舒乐搽剂、儿肤康搽剂。皮损表现为潮红、鳞屑,无渗出者,以清热除湿,祛风止痒的洗剂、软膏先搽后涂,常用有舒乐搽剂、儿肤康搽剂、肤疾洗剂、青鹏软膏、除湿止痒软膏、消炎癣湿药膏、丹皮酚软膏、蜈黛软膏和冰黄肤乐软膏等。

4. 慢性湿疹

皮损肥厚粗糙、苔藓样变者，干燥、脱屑，血痂，属血虚风燥证。治宜清热、活血化瘀，润肤止痒。以清热、活血化瘀止痒的酊剂、软膏外用或封包，常用青鹏软膏、消炎癣湿药膏、冰黄肤乐软膏、蜈黛软膏等；皮损表现为皮肤干燥粗糙、有鳞屑者，以清热、润肤止痒的软膏外涂，常用青鹏软膏、冰黄肤乐软膏等。也可以先用清热溶液泡洗，使皮肤吸收水分后，再用清热、润肤的软膏。

第三节　湿疹的中医外治

中医外治法，自古有之，被列入中医十大疗法之中，与针灸、推拿、内服汤药并齐。只是古代的科学技术水平落后，外治药的加工过程烦琐、费时。所以一直以来，内服、针灸、推拿占领了中医治疗的主导地位。随着科学技术的发展和加工工艺的进步，中药的外治疗法优势越来越受到人们的重视。目前西医临床上湿疹常用的外用药物有糖皮质激素类制剂、免疫调节剂、抗感染制剂、止痒剂、润肤/保湿剂等，外用糖皮质激素虽疗效肯定，但长期使用可出现皮肤萎缩、色素沉着和皮肤毛细血管扩张以及易产生依赖性，一旦停用所出现的反跳现象会加重患者病情。相比之下，中医外治法不良反应小，价格低廉且疗效明显，故在湿疹的治疗上具有较好的优势和特色。《理瀹骈文》云："外治之理，即内治之理，外治之药，亦即内治之药，所异者法耳。"常用的湿疹中医药外治法有中药渍渍、中药熏蒸及针刺等疗法，介绍如下。

一、溻渍治疗

溻是将饱含药液的纱布或棉絮湿敷患处,渍是将患处浸泡在药液中。溻渍法是通过湿敷、淋洗、浸泡、浸浴对患处的物理作用,以及不同药物对患部的药效作用而达到治疗目的的一种方法。

1. 操作步骤

(1)患部下面垫以橡皮布,用4～5层纱布浸透溶液,用镊子拧至不滴水,敷于创面。每隔15～30分钟淋药液于纱布上,使其经常保持湿润,以利发挥药效。

(2)埋管湿敷法,患部下面垫以橡皮布,用4～5层纱布盖于疮面,在第二和第三层中间放尼龙管一根,尼龙管前端管壁钻孔数个,尾端连接针栓,露于敷料外,定时用注射器注入药液。

(3)浸泡法,用大口的小药瓶或治疗碗,或小药杯盛放浸泡的药液,然后将肢端浸泡在药液中。

(4)淋洗法,将煎煮好的药液放于盆内,乘热熏蒸,然后淋洗。或将药液装入喷壶内淋洗患处,每日3～4次。

2. 应用举例

药物组成为黄柏、苦参、白鲜皮、蝉衣、黄柏、五倍子、苍术、明矾。将前6味药加凉水浸泡半小时后煮沸,再用文火煎煮20分钟,取药汁1500毫升,趁热加明矾融化,等药水不烫皮肤时坐浴20分钟,每日早晚各1次。

3. 注意事项

用溻法时,药液应新鲜,溻敷范围应稍大于疮面。温度宜在45～60℃。淋洗、冲洗时,用过的药液不可再用。局部浸泡一般每日1～2次,每次15～30分钟。全身药浴可每日1次,每次30～60分钟,冬季应保暖,夏季直避风凉。

4. 禁忌证

忌用于皮肤破损处、身体大血管处、局部无知觉处、孕妇的腹部和骶部。

二、熏蒸治疗

熏蒸疗法又叫蒸汽疗法、汽浴疗法,是凭借药力和热力通过皮肤而作用于机体的一种治疗方法。中药熏蒸疗法是根据中医辨证论治的原则,依据疾病治疗的需要,选配一定的中药组成熏蒸方剂,将中药煎液趁热在皮肤或患处进行熏蒸、熏洗,而达到治疗效果,是一种中医学最常用的传统外治方法。

1. 操作步骤

(1)治疗前先将中药材经机器粉碎。

(2)放置于中药汽疗仪药物雾化器内按量加水,打开电源加热使药物达沸点并使治疗舱内药汽温度达40℃。

(3)治疗者穿戴一次性消毒浴衣后进入治疗舱,在治疗师指导下由"立姿"转为"坐姿"接受中药蒸汽治疗。

(4)每次治疗时间为20分钟,温度控制在38～42℃(随年龄、体质等因素而调节);隔日1次,4周为1个疗程。

2. 应用举例

当归20克,鸡血藤15克,防风12克,地肤子10克,白鲜皮10克,金银花15,蒲公英15克,薄荷6克,生甘草6克等粉碎,中药汽疗仪药物雾化器内按量加水,使治疗舱内药汽温度达40℃,治疗者接受中药蒸汽治疗,每次治疗时间为20分钟,每日或隔日1次,4周为1个疗程。

3. 注意事项

用熏蒸时,药液应新鲜,温度宜在45～60℃。全身熏蒸可每日 1 次，每次 10～20 分钟，防止出汗过度脱水及电解质紊乱。冬季应保暖，夏季直避风凉。

4. 禁忌证

忌用于皮肤渗出破损、孕妇、年老体虚、高血压糖尿病等严重慢性病患者。

三、针灸治疗

（一）火针治疗

火针通过火针灼烙，可使针孔开大，出针后针孔不会很快闭合，从而开启经络之外门，给病邪以出路，则风寒暑湿燥火等外邪可从针孔直接排出体外；火针借火力强开外门，引体内火热毒邪直接外泄。火针的作用，一借火助阳，二开门祛邪，三以热引热。火针导入的火热之性，通过俞穴、经脉的作用，直接激发经气，鼓舞正气，并且借火力强开外门，使毒热外泄。利用火针的上述 3 个作用，可以起到活血化瘀、通经活络、清热除湿之功。痒症多与风邪有关，火针疗法具有开门泄邪、温经活血之功，可直接疏泄腠理，使风邪从表而出，又可借其温热之性，使血热而行，血循正常，血行风自灭，痒自停。火针对湿疹既有引热外出、消肿散结、促进皮损变薄的局部作用，又有除湿、祛风、止痒之全身疗效。近年来，条件致病菌感染在湿疹发生中的作用越来越受到重视。而细菌的代谢产物可通过致敏作用而引起各种湿疹样反应，导致瘙痒-搔抓-皮肤增厚-瘙痒的恶性循环。火针因高温直接作用于皮损局部，能迅速杀灭各种致病菌，阻断病情进一步发展。

1. 操作步骤

（1）选穴与消毒。根据不同病症辨证取穴，或"以痛为俞"

局部取穴,对于湿疹主要是肥厚苔藓皮损。采取合适的体位,一般取卧位,须防止患者改变体位,影响取穴的准确性。针刺前注意消毒,先用碘酊消毒,再以乙醇棉球脱碘。施术者:施术前医生应用肥皂水洗擦双手,再用酒精棉球擦拭后才可持针操作。施术部位:在施术部位,应用75%酒精棉球从进针的中心点向外扩展绕圈擦拭;或先用2.5%碘酊涂擦,稍干后再用75%酒精脱碘。已消毒后的皮肤应避免再接触污物,以防重新污染。

(2)烧针。烧针是使用火针的关键步骤。烧针方法:用乙醇灯较方便,左手持灯,右手持针,靠近施术部位,烧针后迅速针刺。烧针次序:先烧针身,后烧针尖,若针身发红而针尖变冷者则不宜进针。烧灼程度:根据治疗需要,可将针烧至白亮、通红或微红。若针刺较深,需烧至白亮,速进疾出,否则不易刺入,也不易拔出,而且剧痛。如属较浅的点刺法,可以烧至通红,速进疾出,轻浅点刺。

2. 应用举例

对于慢性湿疹肥厚苔藓化皮损,针使用一次性5号针头,治疗时首先在局限性皮损用聚维酮碘(碘附)消毒,火针在乙醇灯上烧至发白,迅速刺入皮损处,深度以不超过皮损基底,间隔0.5厘米左右进行点刺。针完后再次消毒,24小时禁沾水。隔2天治疗1次,疗程为10天。

3. 注意事项

(1)针刺的深度:应根据病情、体质、年龄区分。一般深度为:四肢及腰腹部稍深——刺2～5厘米深;胸背部宜浅——刺1～2厘米深。尤其靠近五官的穴位不宜火针针刺。

(2)针后护理:火针刺后,立即用棉球或手指按压针孔,可以减少疼痛,但不可揉搓,以免出血。针孔的处理,视针刺深浅而定:针刺1～3厘米深,可不作特殊处理;针刺4～5厘米深,可用消毒纱布敷贴,胶布固定 1～2 天,以防感染。

（3）针刺后局部呈现红晕或红肿未退时应避免洗浴;局部发痒不能手抓,以防感染。

（4）注意针具检查,有剥蚀或缺损时不宜使用,以防意外。

（5）初次接受火针治疗者应做好解释工作,消除恐惧心理,积极配合治疗。

4．禁忌证

（1）血管及主要神经分布部位不宜针刺。

（2）急性湿疹渗出部位不宜针刺。

（二）艾灸治疗

艾灸疗法是通过俞穴传热以借外来之火资助内生之火阳气,以温经通络、祛风解表、活血通阳等。采用灸法,不仅是简单的传热温通机理,更重要的是能够促进经气运行,调理脏腑经络气血。对于慢性湿疹肥厚苔藓化皮损,有较好的疗效。

1．操作步骤

（1）备齐用物,携至床旁,做好解释,核对医嘱。

（2）取合理体位,暴露施灸部位,注意保暖。

（3）施灸部位,宜先上后下,先灸头顶、胸背,后灸腹部、四肢。

（4）遵医嘱在施灸过程中,随时询问患者有无灼痛感,调整距离,防止烫伤。观察病情变化及有无不适。

（5）施灸中应及时将艾灰弹入弯盘,防止灼伤皮肤。

（6）施灸完毕,立即将艾条插入小口瓶,熄灭艾火。

（7）清洁局部皮肤,协助患者衣着,安置舒适卧位,酌情开窗通风。

（8）清理用物,做好记录并签名。

2. 应用举例

躯干及四肢多处慢性湿疹肥厚皮损。艾灸穴处距离皮肤 3 厘米左右施行温和灸,以患者局部有温热感而无灼痛为宜。隔天治疗 1 次,10 次为 1 个疗程。治疗进行 3 个疗程。观察疗效,皮损变薄,瘙痒减轻明显。

3. 注意事项

(1) 治疗过程中局部皮肤可能出现烫伤等情况。

(2) 艾绒点燃后可出现较淡的中药燃烧气味。

(3) 治疗过程中局部皮肤产生烧灼、热烫的感觉,应立即停止治疗。

(4) 治疗过程中局部皮肤可能出现水疱,施灸后局部皮肤出现微红灼热,属于正常现象。如灸后出现小水泡时,无须处理,可自行吸收。如水泡较大时,可用无菌注射器抽去疱内液体,覆盖消毒纱布,保持干燥,防止感染。

4. 禁忌证

(1) 凡属热证或阴虚发热者,不宜施灸。

(2) 颜面部、大血管处、孕妇腹部及腰骶部不宜施灸。

(3) 急性湿疹渗出部位不宜针刺。

(三) 耳穴贴压治疗

耳穴疗法治疗疾病的机理较为复杂,现代研究认为耳穴与经络、脏腑、神经、神经体液等因素密切相关。其中耳穴贴压疗法作为耳穴疗法的一个分支,以其简便、安全、效果好等特点在临床上受到广泛应用。

1. 操作步骤

(1) 评估患者,做好解释,备齐用物。

(2) 在耳郭前面从耳垂至耳尖部自下而上,耳郭背面从耳尖至耳垂部自上而下按摩耳郭 3 次。

（3）选中所选穴位（肺、脾、肾上腺、内分泌、风溪等），按压片刻使压痕作为压贴的标记。

（4）75％的酒精消毒耳郭后，以左手固定耳郭，右手用镊子将粘有王不留行的 0.6 厘米×0.6 厘米大小的胶布固定于选定的耳穴上，每个穴位按压至患者耳部有胀痛感。

（5）嘱患者回家后每日按压 3 次，每次每个药丸按压 4 次，每次持续对压 20～30 秒，力量适中（以产生胀痛感为度）。每 3 天贴 1 次，每 2 次后休息 1 天，双耳交替压贴。

2. 应用举例

躯干及四肢多处慢性湿疹肥厚皮损。选取肺、脾、肾上腺、内分泌、风溪等为治疗穴位，进行耳穴贴压，每个穴位按压至患者耳部有胀痛感，嘱患者回家后每日按压 3 次，每 3 天贴 1 次，每 2 次后休息 1 天，疗程 4 周。

3. 注意事项

（1）每次选择一侧耳穴，双侧耳穴轮流使用。夏季易出汗，留置时间 1～3 天，冬季留置 3～7 天。

（2）观察患者耳部皮肤情况，留置期间应防止胶布脱落或污染；对普通胶布过敏者改用脱敏胶布。

（3）患者侧卧位耳部感觉不适时，可适当调整。

4. 禁忌证

（1）耳郭局部有炎症、冻疮或表面皮肤有溃破者不宜施行。

（2）有习惯性流产史的孕妇不宜施行。

第七章

湿疹的西医治疗

第一节 湿疹的局部治疗

药物经皮吸收是外用药物治疗的理论基础,皮肤作为人体最大的器官被覆体表,为外用药物治疗提供了良好条件。角质层是药物经皮吸收的主要途径,其次是毛囊、皮脂腺、汗腺。外用药物治疗皮肤病具有系统治疗不具备的优点:

(1)疗效高:外用药物直接用于皮损局部,使得局部药物浓度高;可避免口服药物被消化道中的酸、酶等破坏,免受食物吸附或消化道功能等影响。

(2)药效久:药物贮库释药持久,使得半衰期短的药物明显延长药效。

(3)无肝脏首过效应。

(4)使用便捷:出现不良反应可及时终止给药。

1. 影响药物经皮吸收的主要因素

(1)皮肤角质层厚度:皮肤的吸收能力与角质层厚薄、完整性及通透性不同,由于不同部位角质层厚度不同,因此吸收能力存在差异；一般而言，阴囊＞前额＞大腿屈侧＞上臂屈侧前臂＞掌跖；当角质层破坏时，皮肤吸收能力增强，应注意外用药物的用量及浓度、刺激反应等。

（2）角质层的水合程度：角质层的水合程度越高，皮肤吸收药物的能力就越强；最简单的物理方法就是封包，在封包24～48小时后，可引起角质层水合、角质细胞肿胀、细胞间隙增大，腔隙结构扩张，使得极性和非极性物质更容易穿过。

（3）被吸收物质的理化性质：皮肤对水溶性物质的吸收效用沅不及对脂溶性物质和油脂类物质的吸收，一般吸收的强弱顺序为羊毛脂＞凡士林＞植物油＞液状石蜡。

（4）外界环境因素：外界环境温度升高可使皮肤毛细血管扩张、血流速度增加，加快已透入组织内的物质弥散，从而使皮肤吸收能力提高；环境湿度也可影响到皮肤对水分的吸收，湿度增加时，角质层水合程度增加皮肤吸收能力增强。

此外，影响药物经皮吸收的因素还有药物分子量大小、药物浓度、用药频率等。

2. 合理选择外用药物

这其中既包括根据皮肤病的病因与发病机制进行外用药种类的选择，也包括根据皮损特点选择不同的外用药物剂型。外用药物的种类需根据不同病因、发病机制选择相应药物，对于继发细菌、真菌、病毒等感染者，可选择复方制剂、抗微生物等药物联合治疗。

外用药物剂型使用原则简而言之就是"干对干；湿对湿；不干不湿用糊剂"，即外用药物剂型要与皮损特征相匹配，具体说来如下：

1）急性期湿疹

（1）炎症轻：仅红斑、丘疹，无渗出，选用粉剂、洗剂、凝胶、乳膏。

（2）炎症重：伴糜烂、渗出较多者,选用溶液湿敷;仅糜烂,渗出不多者,选用糊剂。

2）亚急性期湿疹

渗出不多者,选用糊剂或油剂;无糜烂者,选用糊剂、乳剂或凝胶。

3）慢性期湿疹

可选用凝胶、乳剂、软膏、硬膏、涂膜剂等。皮损过度肥厚者可使用封包;掌跖部位可选择软膏;瘙痒剧烈者可选用酊剂、醋剂。

3. 外用药物使用注意事项

（1）外用药物浓度：不同浓度的药物药效及相关不良反应不同,需根据病情需要和患者耐受程度选择,一般建议浓度由低至高。

（2）注意患者个体因素：用药时不仅需考虑患者年龄、性别、患病部位,还需考虑到患者的职业、皮损面积、经济负担及季节因素。例如面部及黏膜部位皮肤比较薄,易发生药物刺激反应,在选用药物时需注意药物的浓度及安全性;婴幼儿、孕产妇等特殊人群用药的安全常受到患者及家属的同关注,在选择药物上需兼顾疗效及安全性;对于从事外交、销售或服务行业的皮肤病患者来说,外用药物的性状、颜色、气味会影响其依从性,因此医生在选择药物时也需考虑;在皮损面积和季节性方面,冷湿敷面积不宜超过体表面积的30%,冬季不适合大面积冷湿敷或使用酊剂;部分新近研发的药物疗效佳,但价格较贵,有时也需根据患者经济承受能力来选择同类其他药物或替代治疗。

（3）注意外用药使用剂量和方法：正确使用各种不同剂型

药物,合理把控外用药物使用的剂量。由于临床工作及外用药物治疗的丰富性,同一患者可能因多个疾病来就诊,针对不同的疾病及疾病的不同病期,临床医生实际处方的药物可能是组合用药的,因此对于各种药物应该使用在什么部位、怎么使用、使用的先后顺序,使用的剂量、频次等问题临床医生都应向患者交代清楚,特别是溶液的冷湿敷、封包治疗等特殊外用药物治疗技术。

（4）随时注意不良反应的发生,如有发生及时停药并处理。

一、外用药物种类

1. 糖皮质激素

1）药理作用

抗炎、止痒、抗增生。

2）作用强度分级

根据皮肤血管收缩试验等方法,外用糖皮质激素可分为很多级别。激素的结构是决定其作用强度的主要因素,但浓度、剂型对其影响也较大,有时激素的分级不一定与疗效平行。国内目前常用的是4分类法,依次分为超强效、强效、中效和弱效,如表7.1所示。

表 7.1　部分外用糖皮质激素强度作用分级及应用注意事项

分级	药　　物	应用指征及注意事项
超强效	0.05％丙酸氯倍他索凝胶/乳膏/软膏/泡沫 0.05％醋酸二氟拉松软膏 0.1％氟轻松乳膏	适用于重度、肥厚性皮损; 一般每周≤50 g 连续用药<2～3 周; 尽量不用于<12 岁儿童;

分级	药 物	应用指征及注意事项
强效	0.1%哈西奈德乳膏/软膏/溶液 0.05%二丙酸倍他米松凝胶/乳膏/软膏 0.05%丙酸氯倍他索溶液 0.05%卤米松乳膏 0.05%醋酸氟轻松凝胶/乳膏/软膏/溶液 0.1%糠酸莫米松软膏 0.005%丙酸氟替卡松软膏	除非特别需要，一般不用于面部、乳房、外阴及皱褶部位
中效	0.1 糠酸莫米松乳膏/洗剂 0.1%丁酸氢化可的松软膏/乳膏/洗剂 0.05%丙酸氟替卡松乳膏 0.1%曲安奈德乳膏/软膏/洗剂 0.025 氟轻松软膏/乳膏	适用于轻中度皮损； 可连续用4～6周； <12岁连续用药<2周； 不应大面积长期使用
弱效	0.05%地奈德乳膏/软膏/凝胶/泡沫剂 0.01%氟轻松乳膏 0.05%氟轻松溶液 0.05 醋酸地塞米松软膏 0.025%醋酸氟氢化可的松软膏	适用于轻度及中度皮损； 包括儿童皮肤病、面部和皮肤柔嫩部位； 可短时间大面积应用； 必要时可长期使用

3）适应证

依据不同剂型及不同作用强度，可用于急性、亚急性、慢性湿疹。其中软性激素社用于老年人、婴幼儿及较大面积使用。国内现有的软性激素有糠酸莫米松和丙酸氟替卡松。

4）禁忌证

依据不同作用强度合理应用，对糖皮质激素有过敏者禁用。局部皮肤有继发细菌、真菌、病毒感染者禁用；局部皮肤溃疡者禁用。

5）使用方法

在用药途径上，局部应用可选择涂抹法和局部皮损内注射；后者主要应用于局部肥厚、苔藓样变皮损。

在使用强度上，建议选择在足够强度激素中选择最小强度，其中：①慢性湿疹，皮损出现角化及苔藓样变，首选强效激素；②轻度红斑、丘疹及皮肤柔嫩部位，首选弱效激素；③亚急性及其他部位可选择中效激素。

在使用剂型上可参照外用药物治疗原则。

在使用频次及疗程上，一般每日 1～2 次，经 1～2 周可控制症状，此后可考虑降低外用激素强度或改用钙调磷酸酶抑制剂、皮肤屏障修护剂等；维持治疗可采用：

（1）长疗程间歇疗法：每周间歇使用 1～2 天，疗程半年左右，可有效减少复发。

（2）序贯疗法：每日使用激素与非激素制剂各 1 次，直至皮损完全消退后，再使用非激素制剂间歇维持。

6）不良反应

治疗指数是用来评价外用糖皮质激素疗效和全身不良反应的指标。治疗指数＝治疗 21 天后症状改善 75％～100％的患者数/下丘脑-垂体-肾上腺轴（HPA 轴）受抑制的患者数。治疗指数越高，全身所吸收所造成的不良反应也越少。但临床应用也需注意软性激素不是衡量局部安全性的标准，应在症状可控前提下，尽可能选择效能最低激素制剂。常见的不良反应有加重痤疮，导致皮肤萎缩、毛细血管扩张、多毛、色素沉着、激素依赖及反跳、口周皮炎、难辨认癣、诱发溃疡、诱发毛囊炎等；眼周使用可能引起眼压升高、青光眼、白内障、加重角膜、结膜病毒或细菌感染，严重者可导致失明；全身大面积使用可抑制 HPA

轴、类库欣综合征、婴幼儿生长发育迟缓、血糖升高等。

7）注意事项

（1）明确诊断及病程分期，排除禁忌证。

（2）判断选择激素剂型、强度是否合适。

（3）对拟使用药物可能产生的作用、不良反应、使用方法是否了解。

（4）向患者及家属交代外用激素治疗的必要性、可能产生的不良反应及防范方法、注意事项。

（5）注意对相关病因、诱因的检查和治疗。

2. 抗细菌剂

1）药理作用

抑菌或杀菌，其作用机制及抗菌谱如表 7.2 所示。

表 7.2　常用治疗皮肤浅表细菌感染的药物及作用机制

属名	作用机制	抗　菌　谱
莫匹罗星	可逆性抑制细菌亮氨酸转移 RNA 合成酶	通常为抑菌剂，高浓度时为杀菌剂。可用于治疗治疗葡萄球菌 A、B、C、G 球菌及某些革兰需氧菌
大西地酸	抑制延伸因子 G 阻止细菌蛋白合成	对革兰菌，尤其是金黄色葡萄球菌高度有效
多粘菌素 B	与细菌细胞壁组分 C25 焦磷酸酚形成复合物阻止细菌细胞壁合成	可杀灭多种革兰菌，包括绿脓杆菌、大肠杆菌、肺炎克雷白杆菌、产气肠杆菌、流感嗜血杆菌、奇异变形杆菌、黏质沙雷杆菌；对革兰阳性菌无作用
红霉素	结合细菌 50S 核糖体亚单位抑制细菌蛋白合成	可抗革兰阳性球菌，包括 A 族 β 溶血性链球菌、α 溶血性链球菌及金黄色葡萄球菌；也可抗一些革兰阴性菌

（续表）

属名	作用机制	抗　菌　谱
新霉素	结合细菌核糖体 30S 亚基，使得 mRNA 错译，使蛋白合成受阻；也抑制细菌 DNA 多聚酶	杀灭革兰阳性及阴性细菌，包括金黄色葡萄球菌、大肠杆菌、流感嗜血杆菌、变形菌及灵杆菌；但对绿脓杆菌无效
庆大霉素	结合细菌核糖体 30S 亚基，使得 mRNA 错译，使蛋白合成受阻	可杀伤 A 组 α 和 β 溶血性链球菌、金黄色葡萄球菌和革兰阴性菌，包括绿脓杆菌、产气杆菌、大肠杆菌、变形杆菌及肺炎克雷白杆菌
呋喃西林	抑制细菌代谢酶	对葡糖球菌、链球菌、大肠杆菌、产气荚膜梭菌、肠产气菌及变形种属有效

2）适应证

适用于由细菌感染诱发的湿疹或有继发细菌感染的湿疹。具体应用视病因及创面培养结果选用。

3）禁忌证

对上述药物过敏者禁用。

4）使用方法

急性期渗出较多或痂皮较厚：多采用溶液湿敷；亚急性、慢性湿疹：可用凝胶、乳膏及软膏制剂；对慢性湿疹继发的溃疡创面，有时需联合凡士林敷贴治疗。一般每日 1～2 次。

5）不良反应

部分会产生过敏或刺激反应，一般停药或用生理盐水冲洗可缓解。

6）注意事项

注意避免在眼周、鼻腔黏膜部位使用。孕产妇及婴幼儿用药详见相关章节。

3. 抗真菌剂

1）药理作用

杀灭、抑制真菌。具体分类及作用机制如表 7.3 所示。

表 7.3　常用抗真菌剂及作用机制

属名	作用机制	抗菌谱
克霉唑、咪康唑、酮康唑、联苯苄唑、益康唑、奥昔康唑	抑制真菌；抑制细胞色素 P450 酶，干扰真菌细胞的麦角固醇合成	对酵母菌、丝状真菌、双相真菌均有较好抑制作用
特比萘芬、盐酸布替萘芬、盐酸萘替芬	杀灭和抑制真菌；抑制真菌细胞膜上麦角固醇合成所需角鲨烯环氧化酶	絮状表皮癣菌、须癣毛癣菌、红色毛癣菌、断发毛癣菌；盐酸布替萘芬有抗念珠菌作用
阿莫罗芬	抑制和杀灭真菌；抑制真菌细胞壁麦角固醇生物合成的各步反应	皮肤癣菌

2）适应证

主要用于继发真菌感染的湿疹，尤其是皮肤褶皱部位及外阴、龟头、肛门等易继发真菌感染的部位。

3）禁忌证

对药物过敏者禁用。

4）使用方法

根据真菌镜检或培养结果选用敏感抗真菌药物；根据不同部位及皮损等选择不同剂型。一般每日 1～2 次。

5）不良反应

部分患者可有局部过敏反应和刺激反应,有红斑、瘙痒或烧灼感,一般停用后可消退。

6）注意事项

一般不单独使用治疗湿疹,多联合用药。孕产妇及婴幼儿用药详见相关章节。

4. 复方制剂

1）药理作用

多采用激素、抗细菌与抗真菌药物的联合配方,起到抗炎、抗菌联合作用。常用的药物有曲安奈德益康唑乳膏、咪康唑氯倍他索乳膏、卤米松三氯生乳膏等。

2）适应证

适用各种类型湿疹,尤其是与细菌、真菌感染诱发或相关的湿疹。

3）禁忌证

对上述药物过敏者禁用。

4）使用方法

一般采用涂擦方法;每日 2 次。

5）不良反应

部分会有刺激或过敏,停用后可消退。

6）注意事项

孕产妇及婴幼儿用药详见相关章节。

5. 钙调磷酸酶抑制剂

1）药理作用

抑制 T 淋巴细胞活化;抑制 Ca^{2+} 依赖性 T 和 B 淋巴细胞的活化;抑制肥大细胞和 T 细胞依赖的 B 细胞产生免疫球蛋白。常用的药物有 0.03% 和 0.1% 他克莫司软膏、1% 吡美莫司乳膏。

2）适应证

适用于各种湿疹,多用于面部和皱褶部位。

3）禁忌证

对本品过敏者禁用。2 岁以下患者禁用。

4）使用方法

他克莫司多用于中重度湿疹,其中儿童建议用 0.03％浓度,成人建议用 0.1％浓度;0.1％他克莫司软膏疗效相当于中强效激素。1％吡美莫司软膏用于轻中度湿疹。钙调神经磷酸酶抑制剂可与激素联合应用或序贯使用,这类药物也是维持治疗的较好选择,可每周使用 2～3 次。一般采用涂抹法;每日 1～2 次。

5）不良反应

局部烧灼和刺激感,可随着用药次数增多而逐步消失。

6）注意事项

不宜使用于黏膜部位;用药期间尽量避免日晒;不宜采用封包治疗;对有继发感染者,应先控制感染后再使用。

6. 角质促成剂

1）药理作用

促进表皮角质层正常化,并伴有收缩血管、减轻炎性渗出和浸润的作用。具体分类及作用机制如表 7.4 所示。

表 7.4 常用角质促成剂及作用机制

属名	作 用 机 制
焦油类制剂(如 2％～5％煤焦油或糠馏油)	抑制表皮细胞 DNA 合成而发挥治疗作用,有促进角质新生及止痒、消炎、收敛用。局部外用有异味、油污,部分可出现刺激和毛囊炎损害

（续表）

属 名	作 用 机 制
5%～10%黑豆馏油	止痒、抗菌、角质形成。可用于婴幼儿湿疹
0.1%～0.5%蒽林	用于慢性湿疹
3%水杨酸	角化促成和止痒作用
3%～5%硫磺	对疥虫、细菌、真菌有杀灭作用，并能除去油脂及软化表皮

2）适应证

亚急性湿疹丘疹、结痂、鳞屑。

3）禁忌证

对药品过敏者禁用，过敏体质者慎用。

4）使用方法

取适量外用：涂于患处，每日 1～2 次。

5）不良反应

可有刺激感或接触性皮炎。大面积使用水杨酸吸收后可出现水杨酸全身中毒症状，如头晕、神志模糊、精神错乱、呼吸急促、持续耳鸣、剧烈或持续头痛、刺痛。

6）注意事项

用药部位如有烧灼感、红肿等情况应停药。不得用于皮肤破溃处。可经皮肤吸收，不宜长期使用。不宜用于破溃的皮肤及有炎症或感染的皮肤。

7. 角质剥脱剂

1）药理作用

角质剥脱剂又称角质松解剂，使过度角化的角质细胞松解、脱落。具体分类及作用机制如表 7.5 所示。

表 7.5　常用角质剥脱剂及作用机制

属名	作用机制
5%～10%水杨酸	具有角质溶解作用,能将角质层中连接鳞屑的细胞间黏合质溶解,并有抗真菌作用,适用于局部角质增生
10%雷锁辛(间苯二酚)	杀菌、止痒
10%～30%冰醋酸	用于鳞屑和水疱型湿疹
0.01%～0.1%维A酸	有角质溶解及剥脱作用。它的毒性很大的,不能见太阳光,见光多了会容易得皮肤癌
10%硫磺	高浓度硫磺软膏有溶解角质作用,对皮肤有刺激性
20%～40%尿素	具有增加皮肤蛋白质的水合作用,止痒,软化鳞屑,促进皮肤的穿透性,可与多种药物联合使用

2）适应证

用于慢性湿疹期局限肥厚性皮肤损害。

3）禁忌证

对药品过敏者禁用,过敏体质者慎用。

4）使用方法

外用,取适量,直接涂于患处。

5）不良反应

有刺激性,会引起脱皮,皮肤干燥的现象,长时间应用还可能会导致出现皮炎。

6）注意事项

注意不得与其他外用药并用,可增加对皮肤的刺激,使皮肤更加干燥。勿使用角质剥脱剂与皮质类固醇合用,有糖尿病、四肢周围血管疾患高浓度软膏慎用。

8. 止痒剂

1）药理作用

通过局部清凉、表面麻醉等达到止痒的作用。代表药物及作用机制如表 7.6 所示。

表 7.6　常用止痒剂及作用机制

代表药物	作　用　机　制
5%～10%樟脑	樟脑涂于皮肤有温和的刺激及防腐作用。用力涂擦有发赤作用；轻涂则类似薄荷，有清凉感，此乃由于刺激冷觉感受器的作用。它还有轻度的局部麻醉作用。临床上用于镇痛、止痒
0.5%～1.0%薄荷脑	选择性地刺激人体皮肤或黏膜的冷觉感受器，产生冷觉反射和冷感，引起皮肤黏膜血管收缩（实际上皮肤保持正常）；另外对深部组织的血管也可引起收缩，而产生治疗作用。有清凉、止痒的功效
0.5%～2.0%苯酚	杀菌、止痒
1%冰片	有清热解毒、防腐生肌作用

2）适应证

用于局部止痛，止痒。

3）禁忌证

婴幼儿禁用。

4）使用方法

外搽于皮肤瘙痒处，每天可多次使用。入醋剂或软膏剂，外用涂患处。

5）不良反应

偶有局部刺激作用。

6）注意事项

勿用于眼及黏膜部位。

9. 清洁剂

1）药理作用

用于清除皮损部位的渗出物、鳞屑、痂和残留药物。具体分类及作用机制如表 7.7 所示。

表 7.7　常用清洁级及作用机制

属名	作用机制
生理盐水	清洁伤口或换药时应用
3%硼酸溶液	可用于冲洗小面积疮面及黏膜面,对细菌和真菌有较弱的抑制作用
1∶5000 呋喃西林溶液	有杀菌效果,对真菌无效
液状石蜡	无色无味,可用作软膏、搽剂和化妆品基质,起到滋润、柔软、护肤等作用,对皮肤无刺激
植物油	保湿剂,还富含必需脂肪酸、抗氧化剂和维生素等,能够深层深入和滋养皮肤

2）适应证

急性湿疹初起仅有潮红、丘疹,或少数水疱而无渗液,宜避免刺激,或水疱破溃糜烂、渗出明显,应使用清洁剂防止感染。

3）禁忌证

对药品过敏者禁用,过敏体质者慎用。

4）使用方法

一般有渗出的可以湿敷,叠 6～8 层纱布,然后将液体倒在纱布上,以湿润但不滴水为宜,每日两到三次,一次 15 分钟。

5）不良反应

用药部位如有烧灼感、瘙痒、红肿等情况应停药,并将局部药物洗净。

6）注意事项

较厚痂皮需凡士林封包,使其浸软,易于清除,鳞屑多或头部厚痂、软膏等,可用温水、肥皂洗涤除去。

10. 保护剂

1）药理作用

保护皮肤、减少摩擦和防止外来刺激。具体分类及作用机制如表7.8所示。

表 7.8　常用代表药物及功效

代表药物	功　效
氧化锌粉	收敛止痒、滋润保护的功效
滑石粉	具有吸湿、止痒作用,用于急性期滋水渗出较多处
炉甘石	具有收敛作用

2）适应证

急慢性湿疹均可,在皮肤局部受损的情况下,只要没有大面积暴露的创面或渗出、水疱,都可以用保护剂作为辅助药物,保护创面,促进皮肤愈合。

3）禁忌证

皮肤过敏者,停止使用。用药部位如有烧灼感、红肿等情况应停药,并将局部药物洗净。

4）使用方法

外用涂搽或喷洒。

5）不良反应

可能引起皮肤刺激如烧灼感,或过敏反应如皮疹、瘙痒。

6）注意事项

不宜用于有渗出液的皮肤；避免接触眼睛和其他黏膜（如口、鼻等）。

二、外用药物的剂型

1. 溶液

1）概念及作用

溶液是一种或多种药物的水溶液。具有清洁、收敛作用，主要用于湿敷。湿敷有减轻充血水肿和清除分泌物及痂皮等作用，如溶液中含有抗菌药物还可发挥抗菌、消炎作用。

2）常用药物

常用的溶液有 3％硼酸溶液、0.05％～0.1％黄连素（小檗碱）溶液、1∶8000 高锰酸钾溶液、0.2％～0.5％醋酸铝溶液、0.1％硫酸铜溶液等。

3）适应证

主要用于急性、亚急性皮炎湿疹尤其有水疱及渗出倾向者。

4）使用方法

湿敷等。

5）注意事项

溶液浓度宜从低到高，范围由局部小面积开始，无不良反应再加大面积。

2. 乳剂

1）概念及作用

乳剂是经过乳化的溶液，水和油的混合物，包含两种类型，一种为油包水（W/O），油为连续相，有轻度油腻感；另一种为水包油（O/W），水是连续相，也称为霜剂（cream），易于洗去。水溶性和脂溶性药物均可配成乳剂,具有保护、润泽作用,渗透性较好。

2)常用药物

如尿素霜、甘油等。

3)适应证

乳剂主要用于亚急性湿疹,患处干燥、肥厚、瘙痒或渗出减少,尤适合头面部及间擦部位湿疹的治疗。

4)使用方法

涂抹法;封包法。

5)注意事项

油包水乳剂主要用于干燥皮肤或在寒冷季节的冬季使用;水包油乳剂主要用于油性皮肤。

3.软膏

1)概念及作用

软膏是将药物和油类煎熬或捣匀成膏,再用凡士林、单软膏(植物油加蜂蜡)或动物脂肪等作为调剂的剂型,亦称油膏。

其在应用上有柔软、滑润、无板硬黏着不舒的优点,具有保护创面、防止干裂的作用。另外,软膏渗透性较乳剂更好,其中加入不同药物可发挥不同治疗作用,主要用于慢性湿疹、慢性单纯性苔藓等疾病。

2)常用药物

青黛散、各类糖皮质激素药膏等。

3)适应证

软膏主要用于慢性湿疹或急性湿疹后期滋水减少,干性皮损如红斑、丘疹者,尤适合头面部及间擦部位湿疹的治疗。

4)使用方法

同乳膏。

5）注意事项

由于软膏可阻止水分蒸发，不利于散热，因此不宜用于急性湿疹的渗出期等。

4．凝胶

1）概念及作用

凝胶是以有高分子化合物和有机溶剂如丙二醇、聚乙二醇为基质配成的外用药物。凝胶外用后可形成一薄层，凉爽润滑，无刺激性。

2）常用药物

过氧化苯甲酰凝胶、阿达帕林凝胶等。

3）适应证

用于慢性期皮损以干燥、肥厚为主。

4）使用方法

涂抹法。

5）注意事项

易失水和霉变，需添加保湿剂和防腐剂。

5．洗剂

1）概念及作用

洗剂也称振荡剂或摇剂，是粉剂（30％～50％）与水的混合物，二者互不相溶。有止痒、散热、干燥及保护作用。

2）常用药物

常用的有炉甘石洗剂、复方硫磺洗剂等。

3）适应证

洗剂主要适用于急性或亚急性湿疹。多用于肛门、掌跖部湿疹的治疗。

4）使用方法

涂抹法；熏洗、药浴法。

5）注意事项

不宜用于有毛发的部位，也不能用于结痂、脱屑及湿润的糜烂面。

6．粉剂

1）概念及作用

有干燥、保护和散热作用。

2）常用药物

常用的有滑石粉、氧化锌粉、炉甘石粉等。

3）适应证

粉剂主要用于急性皮炎无糜烂和渗出的皮损，尤适用于间擦部位。

4）使用方法

涂抹法；敷脐法。

5）注意事项

头面部涂药时应注意勿将药粉落入眼鼻口等器官。

7．糊剂

1）概念及作用

糊剂是由药粉和液体调制而成，可根据不同证型具体用药。脂肪酸盐、橡胶、树脂等组成的半固体基质贴附于裱褙材料上（如布料、纸料或有孔塑料薄膜）。相比软膏，糊剂体温下可软化而不熔化，粉末较多可吸收脓液，且不影响皮肤正常功能，有阻止水分散失、软化皮肤和增强药物渗透性的作用。

2）常用药物

常用的有氧化锌糊剂、脓疱疮糊膏等。

3）适应证

可用于亚急性湿疹以皮损处干燥、肥厚为主的治疗。

4）使用方法

箍围法；使用涂抹法后，撒粉固定。

5）注意事项

需定期换药。

8. 油剂

1）概念及作用

油剂用植物油或矿物油类为溶剂溶解药物或与药物混合。有清洁、保护、润滑和止痒作用。

2）常用药物

常用的有 25%～40%氧化锌油、10%樟脑油等。

3）适应证

油剂适用于急性湿疹有糜烂渗出不明显者，或渗出减少时与糖皮质激素霜剂交替使用。

4）使用方法

敷贴法。

5）注意事项

涂药处避免与衣物摩擦。

9. 酊剂和醑剂

1）概念及作用

酊剂和醑剂是药物的酒精溶液或浸液，酊剂是非挥发性药物的酒精溶液，醑剂是挥发性药物的酒精溶液。酊剂和醑剂外用于皮肤后，酒精迅速挥发，将其中所溶解的药物均匀地分布于皮肤表面，发挥其作用。

2）常用药物

常用的有 2.5%碘酊、复方樟脑醑等。

3）适应证

适用于亚急性、慢性湿疹以皮损干燥、肥厚为主。

4）使用方法

涂抹法。

5）注意事项

药剂需新鲜配制,避免挥发。

10. **硬膏**

1）概念及作用

膏药是按配方比例用若干药物,浸于植物油中煎熬去渣,存油加入黄丹再煎,利用黄丹在高热下经过物理变化,凝结而成的制剂,俗称药肉。亦有不用煎熬,直接捣烂而成的膏药,摊在纸上或布上而成。

膏药总的作用,因其富有黏性,敷贴患处,能固定患部位置,从而得到充分休息;保护溃疡疮面,可以避免外来刺激和细菌感染。膏药使用前需加温软化,趁热敷贴,能得到较长时间之热疗。改善局部血液循环,从而增加抵抗力。具体依据所选药物不同,有可使肿疡消肿定痛,溃疡提脓祛腐、生肌收口。

硬膏可牢固地黏附于皮肤表面,作用持久,可阻止水分散失、软化皮肤和增强药物渗透性的作用。

2）常用药物

常用的有氧化锌硬膏、肤疾宁硬膏、剥甲硬膏等。

3）适应证

适用于湿疹中后期滋水减少时,皮损以干燥、肥厚为主,患处可表现为小片顽固性丘疹、结节、苔藓样变。

4）使用方法

局部敷贴法。

5）注意事项

若出现皮肤过敏,膏药风(接触性皮炎)表现,或溃疡脓水过多,膏药无法吸收,引起湿疹,可改用油膏或其他药物。此外,膏药不可去之过早,否则,疮面不慎受伤易复致溃疡,或疮面形成瘢痕而不易消退。

11. 涂膜剂

1)概念及作用

涂膜剂是将药物和成膜材料(如梭甲基纤维素纳、梭丙基纤维素纳等)溶于挥发性溶剂(如丙酮、乙醚、乙醇等)中制成。外用后溶剂迅速蒸发,在皮肤上形成一均匀薄膜,可增强药物渗透作用,延长作用时间。也可以用于职业病防护。

2)常用药物

地塞米松涂膜剂。

3)适应证

常用于治疗慢性湿疹。

4)使用方法

涂抹法。

5)注意事项

需定期洗去薄膜重新涂药。

12. 气雾剂

1)概念及作用

气雾剂又称为喷雾剂,液体药物由超声波转化为微细的气胶,喷涂后药物均匀分布于皮肤表面。

2)常用药物

湿疡气雾剂等。

3)适应证

适用于慢性湿疹,多用于会阴部。

4)使用方法

雾化喷涂。

5）注意事项

第一次用药需清洗、消毒患处，干燥后喷涂，此后换药时无须清洗先前药膜。

第二节　湿疹的系统治疗

一、抗组胺药

根据竞争受体的不同，抗组胺药可分为 H_1 受体拮抗剂和 H_2 受体拮抗剂两大类。H_1 受体主要分布在皮肤、黏膜、血管及脑组织，H_2 受体主要分布于消化道，皮肤微小血管有 H_1、H_2 两种受体存在。

1. H_1 受体拮抗剂

1）药理作用及作用机制

H_1 受体拮抗剂与组胺竞争效应细胞上的组胺受体而发挥作用。可以对抗组胺引起的毛细血管扩张、血管通透性增高、平滑肌收缩、呼吸道分泌增加、血液下降等效应，此外尚有一定的抗胆碱及抗 5 - 羟色胺作用。适用于荨麻疹、药疹、接触性皮炎、湿疹等。多数 H_1 受体阻断药口服吸收良好，2～3 小时达血液浓度高峰，作用持续 4～6 小时。药物在肝内代谢后，经尿排出。

2）常用药物

根据药物透过血脑屏障引起嗜睡作用的不同，可将 H_1 受体拮抗剂分为第一代和第二代。

第一代抗组胺药物具有抑制血管渗出、减少组织水肿和抑制平滑肌收缩的效能，且价格低廉，但因其较强的中枢神经镇静

和抗胆碱作用，可引起嗜睡、口干等不良反应，且作用时间短，需
1日多次口服，应用受到了限制。常用第一代 H_1 受体拮抗剂如
表7.9所示。

表7.9　常用的第一代 H_1 受体拮抗剂

药名	作用特点	不良反应
氯苯那敏	抗组胺作用强，中枢抑制作用弱	嗜睡，痰液黏稠、胸闷、咽喉痛、心悸、失眠、烦躁等
苯海拉明	镇静作用较强，胃肠反应较弱	头晕、嗜睡、口干、长期应用（半年以上）可引起贫血
多塞平	除具有抗组胺作用，还有一定抗焦虑作用，抗胆碱作用较弱	嗜睡、口干、视物模糊、体重增加，孕妇、儿童禁用
赛庚定	抗过敏作用强，剂量亦小	光敏性、低血压、心动过速、头痛、失眠、口干、尿潴留、体重增加
异丙嗪	较苯海拉明作用强而持久，有明显镇静作用，其抗胆碱作用亦较强，防治晕动症效果较好	嗜睡、低血压、注意力不集中，大剂量和长期应用可引起中枢兴奋性增加
酮替芬	除具有抗组胺效能外，还有稳定肥大细胞膜和抗5-羟色胺作用	嗜睡、疲倦、口干、恶心、头晕、体重增加

第二代 H_1 受体拮抗剂不易透过血脑屏障，不产生嗜睡或
仅有轻度困倦作用，困倦程度有个体差异，同时抗胆碱能作用较
小。多数 H_1 受体拮抗剂吸收快、作用时间较长，一般每天服用
1次即可，目前在临床上应用较广。常用第二代 H_1 受体拮抗剂
如表7.10所示。

表 7.10　常用的第二代 H_1 受体拮抗剂

药名（商品名）	作　用　特　点	注　意　事　项
阿司咪唑	强于常规抗组胺药,持续时间长,镇静作用弱	连续应用 1 个月以上可出现体重轻度增加,孕妇慎用,忌与唑类抗真菌药合用
非索非那定(太非)	欧美治疗过敏性疾病的主要药物,无嗜睡、困倦等不良反应,偶有口干、头晕、头痛、恶心等	婴幼儿、孕妇、哺乳期妇女慎用
氯雷他定(开瑞坦、常克、百为坦等)	除具有抗组胺作用,还有拮抗细胞间黏附分子的作用,达到减轻炎症效果	2 岁以下婴幼儿禁用,孕妇、哺乳期妇女、肝肾功能损害患者慎用
西替利嗪(仙特明、西可韦)	可使过敏反应引起的分泌物增多和血管扩张得到控制,有轻微嗜睡作用	婴幼儿、孕妇、哺乳期妇女慎用
美喹他嗪	中等强度抗组胺作用,也具有镇静作用及抗毒蕈碱样胆碱作用	有下尿路梗阻性疾病患者禁用,青光眼、肝病患者和前列腺肥大患者慎用
阿伐斯汀	中等强度抗组胺作用,没有明显的抗胆碱作用,经肾排出	12 岁以下儿童、孕妇、哺乳期妇女、肾功能损害、高度高血压患者禁用,老年人慎用
咪唑斯汀(皿治林)	口服吸收迅速,较少透过血脑屏障,无明显嗜睡或困倦感,目前没有发现心脏副作用	严重的肝病、心脏病患者禁用,轻度困倦、婴幼儿、孕妇、哺乳期妇女禁用,忌与大环内酯类抗生素、唑类抗真菌药合用

3）适应证

急性发作的湿疹应选择起效快的抗组胺药物,如异丙嗪;慢性、反复发作的过敏性疾病,因治疗时间相对较长,应选用无嗜睡作用,其他不良反应也相对较小的药物,如氯雷他定、咪唑斯汀或地氯雷他定等。

4）使用方法

在治疗慢性、顽固性或病情较重的急性期湿疹时,同时使用两种或两种以上抗组胺药可以提高治疗效果。因湿疹多在晚间痒剧,故最好在晚餐后及睡前各服一次。需要长期联合用药的患者,在病情稳定、症状控制后不宜立即停用所有药物,否则容易复发。此时,应依次停用一种药物,间断用药,直至全部停用,以减少疾病复发。

5）不良反应

常见镇静、嗜睡、乏力等,故服药期间应避免驾驶车、船和高空作业。少数患者则有烦躁、失眠。此外尚有消化道反应及头痛、口干等。

6）注意事项

连续服用一种抗过敏药,最好不要超过一个月。长期吃一种抗过敏药物容易引起耐药现象,药效下降,不能起到抗过敏的作用。另外,即使用了抗过敏药物,仍需警惕过敏反应,若药物无效甚至症状加重,应立刻停药。

2. H_2 受体拮抗剂

1）药理作用及作用机制

可一定程度上抑制血管扩张和抗雄激素作用,减少炎症,抑制胃酸分泌。

2）适应证

与 H_1 受体拮抗剂合用,治疗人工性荨麻疹、慢性荨麻疹、血管性水肿。

3）常用药物

西咪替丁、雷尼替丁和法莫替丁等。

4）不良反应

头痛、眩晕，长期应用可引起血清转氨酶升高、阳痿和精子减少等，孕妇及哺乳妇女慎用。

二、抗生素

1. 青霉素

1）药理作用及作用机制

本品主要在细菌的繁殖期起杀菌作用，通过抑制细菌的转肽酶，使细胞壁合成发生障碍，导致细菌破裂而死亡。主要对革兰阳性球菌（如链球菌、葡萄球菌、白喉杆菌及放线菌等），革兰阴性球菌（如淋球菌等抗菌作用较强），对革兰阳性杆菌、梅毒螺旋体也有良好的作用。临床常用青霉素如表 7.11 所示。

表 7.11 临床常用青霉素

种类	适应证	禁忌证	不良反应
盘尼西林	用于敏感菌或敏感病原体所致的感染如革兰阳性球菌、革兰阴性球菌、革兰阳性杆菌	对本品或其他青霉素类过敏者禁用	过敏反应一般表现为药热、药疹、关节痛、血管性水肿、多形红斑等。严重者可出现过敏性休克。大剂量可引起抽搐和昏迷等中枢神经毒性反应，还可以发生高血钾所致的心脏抑制
苯唑西林钠	治疗产青霉素酶葡萄球菌感染，也可用于化脓性链球菌或	对本品或其他青霉素	口服后部分患者可有上腹不适、腹胀、恶心、呕吐、腹泻等，少数有血清谷丙转氨酶

（续表）

种类	适应证	禁忌证	不良反应
	肺炎球菌与耐青霉素葡萄球菌所致的混合感染	类过敏者禁用	升高和嗜酸性粒细胞增多，停药后可消失。连续大剂量肌注患者可出现惊厥症状
氨苄西林	适用于皮肤软组织感染	对本品或其他青霉素类过敏者禁用	氨苄西林的不良反应与青霉素相似，过敏反应常见皮疹和荨麻疹，较其他青霉素类发生率高。偶见过敏性休克、粒细胞和血小板减少，少见肝功能异常，大剂量静脉给药可发生抽搐等神经症状
阿莫西林	肺炎链球菌、不产青霉素酶金葡菌、溶血性链球菌和不产β内酰胺酶的流感嗜血杆菌所致的皮肤软组织感染	对本品或其他青霉素类过敏者禁用	阿莫西林的不良反应与青霉素相似，过敏反应常见皮疹和荨麻疹，较其他青霉素类发生率高。偶见过敏性休克、粒细胞和血小板减少，少见肝功能异常，大剂量静脉给药可发生抽搐等神经症状

2）适应证

适用于革兰阳性菌感染等，耐酶青霉素主要用于耐药性金黄色葡萄球菌感染，广谱青霉素除用于革兰阳性菌感染外，尚可用于革兰阴性杆菌的感染。

3）使用方法

剂量视病情和具体情况而定。

4）不良反应

过敏反应一般表现为药热、药疹、关节痛、血管性水肿、多形红斑等。严重者可出现过敏性休克。大剂量可引起抽搐和昏迷等中枢神经毒性反应，还可以发生高血钾所致的心脏抑制。

5）注意事项

对青霉素过敏者或青霉素皮试阳性者禁用。用前应做过敏试验。

2. 头孢菌素类

1）药理作用及作用机制

与青霉素相似。早期认为唯一的作用是抑制转肽酶而干扰细菌细胞壁质的合成。现已证明，β-内酰胺化合物还可与某些蛋白质（β-内酰胺结合蛋白）结合，这些蛋白质的本质可能是细胞膜上的一些酶。由此改变细菌细胞膜的通透性，抑制蛋白质合成，并释放自溶素，因此有溶菌作用，或使之不分裂而成长纤维状。临床常用头孢菌素如表 7.12 所示。

表 7.12　临床常用头孢菌素

种类	功能	主要品种	药物特点
第一代头孢	干扰细菌细胞壁的合成	头孢噻吩、头孢噻啶、头孢唑啉、头孢氨苄、头孢拉啶、头孢羟氨苄	对革兰阳性菌具有高度敏感性，对革兰阴性菌的抗菌作用较差；对β-内酰胺酶稳定性较差
第二代头孢	干扰细菌细胞壁的合成	头孢羟唑、头孢呋肟	对革兰阴性菌的抗菌作用强于第一代，抗菌谱也较广，但对铜绿假单胞菌无效；对β-内酰胺酶稳定，对第一代头孢菌素的耐药细菌也有效
第三代头孢	干扰细菌细胞壁的合成	头孢三嗪、头孢噻肟、头孢哌酮、头孢他定	抗菌谱更广，抗菌作用更强，作用时间长，对革兰阴性菌有强效，对革兰阳性菌稍弱于第一、二代头孢菌素；对β-内酰胺酶更稳定，可穿过脑脊液

种类	功能	主要品种	药物特点
第四代头孢	干扰细菌细胞壁的合成	头孢匹罗、头孢吡肟	对β-内酰胺酶稳定性更强，主要用于对第三代头孢菌素耐药的革兰阴性菌感染，穿透力强，易透过血脑屏障，脑脊液药物浓度高，对细菌性脑膜炎疗效好

2）适应证

本类抗生素为广谱抗生素，抗菌谱较青霉素广，对金葡菌、化脓性链球菌、肺炎双球菌、白喉杆菌、肺炎杆菌、变形杆菌和流感杆菌等有效。临床上主要用于耐药金葡菌及一些革兰氏阴性杆菌引起的严重感染，如肺部感染、尿路感染、败血症、脑膜炎及心内膜炎等。头孢菌素一般不作首选药，因为对敏感细菌其抗菌活性常不及青霉素等。对于耐青霉素的细菌，由于本类抗生素价格昂贵，常可采用红霉素或氯霉素等代替。

3）使用方法

剂量视病情和具体情况而定。

（1）口服头孢菌素宜空腹给药，吸收较好

（2）肌肉注射头孢菌素只适用于轻症感染，又因头孢菌素主要经肾排泄，在尿液中有较高的浓度，故用小剂量已足够。

（3）重症感染均需以静脉方式给药。将一次用药量溶于50～100 ml溶剂中，静脉滴注，在0.5～1小时滴完。

4）不良反应

（1）头孢菌素类的母核与青霉素相似，过敏反应性质也很类似。主要表现有皮疹、荨麻疹、血清病样反应、药热、血管神经性水肿,严重者可出现过敏性休克。且发生过敏性休克应按青霉素过敏性休克的抢救方法进行抢救,头孢菌素类和青霉素间有部分的交叉过敏反应。头孢菌素过敏者绝大多数对青霉素也过敏。而青霉素过敏者必须慎用头孢菌素。

(2) 头孢菌素类主要经肾排泄,尿中浓度高,可引起肾损害,尤其以头孢噻啶为严重。如合用其他对肾有损害的药物,如氨基糖苷类抗生素、利尿药,可加重此反应。

5) 注意事项

(1) 对青霉素过敏者或青霉素皮试阳性者注意与本类药物的交叉过敏。用前应做过敏试验。

(2) 头孢菌素类系繁殖期杀菌剂。按其性质要求、需要快速地进入体内,在短时间内形成较高的血药浓度,有利于发挥抗菌作用。所以静脉用药只宜用少量溶液来溶解,处方上多余的输液应在头孢菌素滴完后再给予。若将 1 次用药量溶于多量输液中,则药物进入速度较慢,不能使血药浓度迅速提高,不利于药效的发挥。

三、糖皮质激素

糖皮质激素作用广泛而复杂,且随剂量不同而异。生理情况下所分泌的糖皮质激素主要影响物质代谢过程,超生理剂量的糖皮质激素则还有抗炎、免疫抑制等药理作用。临床常用糖皮质激素如表 7.13 所示。

1. 生理效应

(1) 糖代谢:增加肝糖原、肌糖原含量并升高血糖,其机制为促进糖原异生;减慢葡萄糖分解为 CO_2 的氧化过程;减少机体组织对葡萄糖的利用。

表 7.13 临床常用糖皮质激素

效能	药物名称	抗炎效价	等效剂量	成人剂量
低效	氢化可的松 (hydrocortisone)	1	20	20～40 mg/d,口服;100～400 mg/d,静脉注射
中效	泼尼松 (prednisone)	4	5	15～60 mg/d,口服
	泼尼松龙 (prednisolone)	4～5	5	15～60 mg/d,口服;10～20 mg/d,静脉注射
	甲基泼尼松龙 (methyprednisolone)	7	4	16～40 mg/d,口服;40～80 mg/d,静脉注射
	氟羟强的松龙 (triamcinolone)	5	4	8～16 mg/d,口服
高效	地塞米松 (dexamethasone)	30	0.75	1.5～12 mg/d,口服;2～20 mg/d,静脉注射
	倍他米松 (betamethasone)	40	0.5	1～4 mg/d,口服;6～12 mg/d,肌肉注射

（2）蛋白质代谢：促进淋巴和皮肤等的蛋白质分解,抑制蛋白质的合成,久用可致生长减慢、肌肉消瘦、皮肤变薄、骨质疏松、淋巴组织萎缩和伤口愈合延缓等。

（3）脂肪代谢：促进脂肪分解,抑制其合成。久用能增高血胆固醇含量,并激活四肢皮下的脂酶,使四肢脂肪减少,还使脂肪重新分布于面部、胸、背及臀部,形成满月脸和向心性肥胖。

（4）水盐代谢：糖皮质激素可增加肾血流量和滤过率,有利尿作用。其化学结构与醛固酮类似,因而有储钠、排钾作用,产生水肿、高血压、低血钾。

（5）钙、磷代谢：糖皮质激素可促进钙、磷排泄,降低肠道钙吸收。

2. 药理作用

（1）抗炎作用：糖皮质激素有强大的抗炎作用，能对抗各种原因如物理、化学、生理、免疫等所引起的炎症。机制是：其与靶细胞胞质内的糖皮质激素受体相结合后，增加或减少基因转录而抑制炎症过程的某些环节发挥抗炎作用。在炎症早期可减轻渗出、水肿、毛细血管扩张、白细胞浸润及吞噬反应，从而改善红、肿、热、痛等症状；在后期可抑制毛细血管和成纤维细胞的增生，延缓肉芽组织生成，防止黏连及瘢痕形成，减轻后遗症。但必须注意，炎症反应是机体的一种防御功能，炎症后期的反应更是组织修复的重要过程。因此，糖皮质激素在抑制炎症、减轻症状的同时，也降低机体的防御功能，可致感染扩散、阻碍创口愈合。

（2）免疫抑制作用：糖皮质激素对免疫过程的许多环节都有抑制作用。如：①抑制巨噬细胞对抗原的吞噬与处理；②抑制淋巴细胞 DNA 合成和有丝分裂，破坏淋巴细胞，使外周淋巴细胞数量减少；③动物实验指出，小剂量糖皮质激素主要抑制细胞免疫，大剂量则能抑制由 B 细胞转化为浆细胞的过程，使抗体生成减少，干扰体液免疫，原因可能预期选择性地作用于 T 细胞亚群，特别是与增强了 Ts 抑制 B 细胞的作用有关；④抑制补体水平，干扰免疫复合物穿过基底膜及抑制致敏红细胞的免疫清除等；⑤基于抗炎作用对于免疫反应引起的炎症有较强的抑制作用。

（3）抗过敏作用：糖皮质激素虽有一定的抗过敏作用，但它不能中和、对抗或清除过敏原，也不能阻止抗原与抗体或致敏淋巴细胞的结合，因此只能作为应急措施，停药后某些疾病常可复发，必须同时有其他有效治疗方法的保障。

（4）抗休克作用：超大剂量的糖皮质激素类药物已广泛用

于各种严重休克,特别是中毒性休克的治疗,对其评价虽尚有争论,但一般认为其作用与下列因素有关:①扩张痉挛收缩的血管和加强心脏收缩;②降低血管对某些缩血管活性物质的敏感性,使微循环血流动力学恢复正常,改善休克状态;③稳定溶酶体膜,减少心肌抑制因子(myocardial depressant factor,MDF)的形成;④提高机体对细菌内毒素的耐受力。

(5)抗毒作用:提高机体对细菌内毒素的耐受力,缓和机体对内毒素的反应,减轻细胞损伤,抑制下丘脑对致热源的反应,降低体温调节中枢对致热源的敏感性,故能缓解毒血症状和退热,改善机体的一般情况。

(6)抗增生作用:糖皮质激素对于皮肤各层的增生均有抑制作用。①对表皮细胞的抗增生作用:糖皮质激素可以引起基底层细胞变扁,颗粒层变薄及角质层变薄。但对角质形成细胞的超微结构及基膜无影响。应用强效糖皮质激素1周内即可造成表皮变薄。②对真皮的抗增生作用:应用强效糖皮质激素3周即可造成真皮变薄,皮肤易出现紫纹、出血及紫癜。

(7)其他作用:①血液与造血系统:糖皮质激素能刺激骨髓造血功能,使红细胞和血红蛋白含量增加,大剂量可使血小板增多并提高纤维蛋白原浓度,缩短凝血时间,促使中性粒细胞数增多,但却降低其游走、吞噬、消化及糖酵解等功能,因而减弱对炎症区的浸润与吞噬活动。对淋巴组织也有明显影响,在肾上腺皮质功能减退时,淋巴组织增生,淋巴细胞增多;而在肾上腺皮质功能亢进时,淋巴细胞减少,淋巴组织萎缩。②中枢神经系统:能提高中枢神经系统的兴奋性,出现欣快、激动、失眠等,偶可诱发精神失常。大剂量对儿童能致惊厥。③消化系统:能使胃酸和胃蛋白酶分泌增加,提高食欲,促进消化,但大剂量应用可诱发或加重溃疡病。

3. 适应证

糖皮质激素在皮肤科应用极为广泛,如过敏性休克、急性放射性皮炎、重症药疹、重症多形红斑、剥脱性皮炎、中毒性表皮松解坏死症、系统性红斑狼疮、皮肌炎等。湿疹是皮肤科最常见的疾病,原则上不宜全身应用糖皮质激素,而以局部应用为主。急性或泛发性湿疹皮炎患者可短期系统应用肾上腺糖皮质激素类药物,口服或注射治疗缓释类激素,如口服泼尼松 30~40 mg/d,复方倍他米松肌肉注射等,疾病控制和痊愈后可迅速停药,疗程短,副作用少。

4. 使用方法

(1)口服给药是最常用的糖皮质激素系统给药途径,具有给药方便、简单等特点;给药方式可每日分次(每日 3~4 次)给服,在需要长时间使用糖皮质激素治疗的患者,也可以用中长效糖皮质激素(如泼尼松、甲泼尼龙)每日顿服(晨 8 点顿服),而且减量维持期可以用间隔疗法(即隔日 1 次顿服)逐步减量,以减少对下丘脑-垂体-肾上腺 HPA 轴的抑制,恢复自身皮质醇激素分泌功能。

(2)静脉用糖皮质激素具有起效快,一次用药量较大等特点,常用于危重急症皮肤病如过敏性休克、重症药疹、天疱疮和系统性红斑狼疮活动期等的治疗,糖皮质激素大剂量及冲击剂量治疗常使用静脉给药方式。

(3)肌肉注射用糖皮质激素主要用于长效激素(如地塞米松、复方倍他米松等)治疗,具有药物释放较缓慢、药效维持时间长,给药时间比静脉给药短、方便等特点。常用于急性过敏性皮肤病(急性荨麻疹、接触性皮炎等),也可用于慢性湿疹常规治疗效果欠佳患者的小剂量激素维持治疗。

(4)糖皮质激素皮损内注射适用于慢性湿疹、神经性皮炎、结节性痒疹、瘢痕疙瘩等,主要用于面积不是很大者。顽固性、面积较小的慢性湿疹或神经性皮炎:复方倍他米松或曲安奈德混悬液加等量 2% 利多卡因,在皮损边缘稍外进针,边进针边推药入皮损内,尽量均匀注入药液,每月 1～2 次,共 3～4 次,复方倍他米松和曲安奈德每次用量分别小于 1 ml、20 mg。

5. 不良反应

(1) 长期应用可引起一系列不良反应,其严重程度与用药剂量及用药时间成正比,主要有:①医源性库欣综合征,如向心性肥胖、满月脸、皮肤紫纹瘀斑、类固醇性糖尿病(或已有糖尿病加重)、骨质疏松、自发性骨折甚或骨坏死(如股骨头无菌性坏死)、女性多毛、月经紊乱或闭经不孕、男性阳痿、出血倾向等。②诱发或加重细菌、病毒和真菌等各种感染。③诱发或加剧胃十二指肠溃疡,甚至造成消化道大出血或穿孔。④高血压、充血性心力衰竭和动脉粥样硬化、血栓形成。⑤高脂血症,尤其是高甘油三酯血症。⑥肌无力、肌肉萎缩、伤口愈合迟缓。⑦激素性青光眼、激素性白内障。⑧精神症状如焦虑、兴奋、欣快或抑郁、失眠、性格改变,严重时可诱发精神失常、癫痫发作。⑨儿童长期应用影响生长发育。

(2) 停药反应和反跳现象:糖皮质激素减量应在严密观察病情与糖皮质激素反应的前提下个体化处理,要注意可能出现的以下现象:

① 停药反应:长期中或大剂量使用糖皮质激素时,减量过快或突然停用可出现肾上腺皮质功能减退样症状,轻者表现为精神萎靡、乏力、食欲减退、关节和肌肉疼痛,重者可出现发热、恶心、呕吐、低血压等,危重者甚至发生肾上腺皮质危象,需及时抢救。

② 反跳现象:在长期使用糖皮质激素时,减量过快或突然

停用可使原发病复发或加重,应恢复糖皮质激素治疗并常需加大剂量,稳定后再慢慢减量。

6. 注意事项

(1) 严格掌握糖皮质激素临床使用适应证和禁忌证。

(2) 注意根据不同糖皮质激素的药代动力学特性和疾病具体情况合理选择糖皮质激素的品种和剂型。

(3) 监测用药过程中的不良反应:糖皮质激素的不良反应与用药品种、剂量、疗程、剂型及用法等明显相关,在使用中应密切监测不良反应,如感染、代谢紊乱(水电解质、血糖、血脂)、体重增加、出血倾向、血压异常、骨质疏松、股骨头坏死等,小儿应监测生长和发育情况。

(4) 使用糖皮质激素时可酌情采取如下措施:低钠高钾高蛋白饮食;补充钙剂和维生素 D;加服预防消化性溃疡及出血等不良反应的药物;如有感染应同时应用抗生素以防感染扩散及加重。

(5) 应注意糖皮质激素和其他药物之间的相互作用:近期使用巴比妥酸盐、卡马西平、苯妥英或利福平等药物,可能会增强代谢并降低全身性皮质激素的作用,相反,口服避孕药或利托那韦可以升高皮质激素的血药浓度,皮质激素与排钾利尿药(如噻嗪类或呋塞类)合用,可以造成过度失钾,皮质激素和非甾体类消炎药物合用时,消化道出血和溃疡的发生率高。

(6) 防止交叉过敏,对某一种糖皮质激素类药物过敏者也可能对其他糖皮质激素过敏。

7. 应用原则

(1) 足量开始:开始用药时,应根据病情给予足量糖皮质激素,如病情轻者给药量相当于泼尼松一日 20~30 mg,中度者一日 40~60 mg,重度者一日 60~80 mg,如使用 2~3 天症状尚未控制,则需将剂量增加 25％～100％。

（2）减量原则：

① 先多后少,先快后慢,因疗程、病种而定。应用糖皮质激素后,临床症状得到改善,病势稳定,宜根据病种进行减量,一般用药超过 1 周者,即应逐渐减量。1 次减去原用量 20％～30％,短程疗法每 1～2 周减 1 次,中程和长程疗法每 3～4 周减 1 次。急性自限性疾病者可减量快些,慢性者起初 5～7 天减量 1 次,以后减量间隔期逐渐延长,1 次减少糖皮质激素的量开始可为 30％～50％,以后每次减少的量逐渐变小,一般为治疗剂量的 1/10～1/5,减至接近最小量时,1～2 月减 1 次,1 次 1 mg,直至最后达到有效维持量。若一日分次服药者,可在减量过程中逐渐改为早晨单剂法或隔日疗法。

② 特殊情况（发烧）缓减。

③ 特殊情况（不良反应、感染）快减。

④ 并用免疫抑制剂后可快减。

⑤ 病情恶化或反复时停减在减量过程中,若有反跳现象出现,应立即恢复激素的原有剂量,等症状再次平稳后,再缓缓减量,但 1 次减量的时间要适当延长。

（3）最小维持量：对需长期治疗的患者,一般用较大剂量控制症状,待出现满意疗效后,再逐渐减量,最后根据患者具体用药情况,选择一个最小维持量,一般每日泼尼松 7.5 mg 左右,以期发挥最有效作用,并使副作用达到最小限度。

（4）联合用药：根据病情程度和不同阶段采用不同用量和途径。疾病急重阶段用氢化可的松 200 mg,泼尼松 30 mg;缓解阶段用氢化可的松 100 mg,泼尼松 35 mg;恢复阶段用泼尼松 40 mg。

（5）增量原则：病情未控制时增量,增加 50％～100％,病情复发再增量,原则上不低于原治疗量。

(6) 停用原则:维持量已减至正常基础量,如泼尼松每日5~7.5 mg,经长期观察,病情稳定者;因治疗效果差,不宜再用糖皮质激素,应改药者;因严重不良反应或并发症,难以继续用药者。

四、免疫抑制剂和免疫调节剂

多数说明书中没有治疗湿疹皮炎的适应证;限于其他疗法无效、有激素应用禁忌证的重症患者,或激素治疗后病情得到明显缓解后需减量或停用激素时的替代治疗;推荐使用环孢素,无效或有禁忌证者可以选用吗替麦考酚酯,或使用甲氨蝶呤、环磷酰胺及硫唑嘌呤;此类药应用中应特别注意骨髓、肝肾不良反应的监测。

1. 环孢素(cyclosporinA,CSA)

1) 药理作用及作用机制

环孢素是一种选择性作用于 T 细胞的免疫抑制剂,其确切作用机制尚不明了,目前研究表明具有以下作用:

(1) 影响 T 细胞活化的早期过程。

(2) 抑制 IL-1 的合成和释放,进而选择性抑制 Th 细胞 IL-2 基因转录、IL-2 释放及其受体表达。

(3) 阻止原始 T 细胞活化、INF-γ 生成和活化的 T 细胞克隆性扩增。

(4) 阻止细胞因子所引起的吞噬聚集。

2) 使用方法

常规治疗无效者,成人一般口服 CSA 2~6 mg/(kg·d)。

3) 不良反应

血尿素氮、肌酐和尿酸升高,肾小球滤过率和血镁降低,高血压、高血脂,牙龈增生,恶心、呕吐、腹泻,氨基转移酶和碱性磷酸酶升高。

4) 注意事项

(1) 部分药物可引起 CSA 水平升高:如红霉素、唑类抗真菌药物、糖皮质激素、西咪替丁、口服避孕药、诺氟沙星、钙通道阻滞剂、达那唑等,使用时需注意药物蓄积。

(2) 部分药物可引起 CSA 水平降低:如苯妥英钠、巴比妥、卡马西平、利福平、TMP 和磺胺二甲嘧啶等,可降低血中 CSA 水平,应用时需注意有效药物剂量是否足够。

(3) 部分药物可增加 CSA 肾毒性:利尿剂、非甾体消炎药、氨基糖甙类抗生素、两性霉素 B 等,同时使用上述药物需定期监测相关指标。一般第 1 个月每周测血压、血尿素氮、肌酐 1 次,以后每 2 周测血压 1 次。如肌酐高于治疗前 30%,CSA 应减量,1 个月后持续异常应停药。每 3 个月检查 1 次全血细胞计数。

2. 甲氨蝶呤(emthotrexate,MTX)

1) 药理作用及作用机制

甲氨蝶呤是皮肤科最常用的细胞毒性药物之一。本药是一种叶酸代谢拮抗剂,在细胞内与二氢叶酸还原酶结合,抑制叶酸和二氢叶酸转变为四氢叶酸使嘌呤核苷酸和嘧啶核苷酸的生物合成过程中碳基团的转移作用受阻,导致 DNA 和 RNA 合成障碍,达到抗细胞增殖的目的。且还有免疫调节和抗炎作用。

2) 使用方法

采用治疗前,先给予 5~10 mg 实验剂量,一周后查全血细胞计数和肝功能,如患者能耐受,即开始治疗。作为免疫抑制剂使用,一般每周 10~15 mg,具体视患者耐受程度及疗效,一旦病情缓解建议逐渐减量。MTX 的治疗旨在控制病情,而不应该以完全治愈加以衡量，以最佳疗效和最佳耐受量为度；此外MTX起效较慢，一定要6～8周才有明显的疗效。

3）不良反应

主要体现在肝毒性、骨髓抑制、消化道反应及间质性肺炎、肺纤维化、肺癌及其他肿瘤（主要为鼻咽部鳞状上皮癌）等，个别患者可有厌食、进行性体重减轻、血性腹泻、白细胞减少、抑郁和昏迷等致命毒性症状，临床上需加以重视。

4）注意事项

注意监测药物相关不良反应。甲酰四氢叶酸（亚叶酸）是MTX最有效的解毒剂，MTX过量患者，可在12小时内静脉注射该药，剂量最高可至 75 mg，以后每 6 小时一次肌内注射12 mg，共给药 4 次。当 MTX 的平均剂量似已产生不良反应时，可给甲酰四氢叶酸 6～12 mg，每 6 小时肌内注射 1 次，给药4 次。

3. 硫唑嘌呤（azathioprine，AZP）

1）药理作用及作用机制

硫唑嘌呤是巯嘌呤（6 - MP）的衍生物，在体内分解为巯嘌呤而起作用。由于免疫活性细胞在抗原刺激后的增殖期需要嘌呤类物质，此时给予嘌呤拮抗剂即能抑制 DNA 合成，从而抑制淋巴细胞增殖，阻止抗原敏感淋巴细胞转化为淋巴母细胞，产生免疫抑制作用。本品对 T 淋巴细胞抑制作用较强，较小剂量即可抑制细胞免疫。

2）使用方法

一般口服常用剂量为 1～5 mg/kg，每日 100 mg，可服用数月。

3）不良反应

注意大剂量的长期用药可产生严重骨髓抑制，导致粒细胞减少,甚至产生再生障碍性贫血,一般在 6～10 天后出现。也可有中毒性肝炎、胰腺炎、脱发、黏膜溃疡、腹膜出血、视网膜出血、肺水肿以及厌食、恶心、口腔炎等。肾功能不全者应当适当减量,肝功能损伤者禁用。可能致畸,孕妇慎用,此外还可诱发癌瘤;与别嘌呤醇等合用时,应将 AZP 减少 3/4。

4)注意事项

用药前应检查全血细胞计数,以后每周一次,连续监测 2 个月,稳定后可每月 1 次。同时还应监测尿常规、肝功能、尿素氮、肌酐及电解质,如有轻度异常则减量,严重者应立即停药。

4. 反应停

1)药理作用及作用机制

反应停又称沙利度胺,为酰胺哌啶酮,能稳定溶酶体膜而使炎症反应减弱,并有抑制中性粒细胞的趋化作用,此外还兼具免疫调节和抗朗格汉斯细胞增殖作用。口服可迅速吸收。

2)使用方法

目前没有推荐的剂量,一般成人用量 100～300 mg/d,分 4 次口服,后递减至 25 mg/d。在皮肤病中典型开始剂量为 200 mg,每晚一次,一旦出现临床疗效,维持剂量应逐渐减少,每 2～4 周减量 50 mg,直至最小维持剂量,如 50～100 mg/d。

3)不良反应

主要为致畸、外周神经病变(手、足对称性的疼痛感觉异常,伴随低位肢体感觉丢失),其他还有神经系统症状(多发性周围神经炎、嗜睡、倦怠、头晕、头痛等)和胃肠道反应(恶心、呕吐、便秘等)、皮疹、瘙痒、脆甲、表皮剥脱等。

4)注意事项

病情好转尽快减量;注意患者便秘及神经病变,叮嘱患者饮食适量增加粗纤维食品,定时排便,便秘者可予以润肠通便;对于神经病变除了叮嘱患者注意可能出现的危险信号,定期行神经系统体格检查及四肢神经传导等检查有助于早期发现病变。

5. 吗替麦考酚酯

1)药理作用及作用机制

通过抑制嘌呤核苷酸从头合成途径的关键限速酶——次黄嘌呤核苷磷酸脱氢酶而抑制 T 细胞和 B 细胞。

2)使用方法

通常剂量为 1~2.5 g/d,分 2~3 次服用。

3)不良反应

胃肠道不耐受、白细胞减少、贫血、血小板减少,假性 Pelger-Huët 异常和感染。

4)注意事项

目前尽管吗替麦考酚酯的水平可以测量,但是目前还不是常规,因此不能很好地与治疗反应或毒性预测相关联。

五、中药提取物

1. 雷公藤多苷

雷公藤多苷为雷公藤去皮根的木质部碎片,经水提取后再经氯仿提取过柱,每 250 g 生药可得 10 mg 多苷,与雷公藤 TI 不同之处在于少了甲素以及雷公藤内酯酮,其抗炎活性比 TI 强,但免疫抑制作用相对较弱。

1)药理作用及作用机制

雷公藤多苷具有较强的免疫抑制、抗炎、免疫调节和活血化瘀作用。在免疫抑制方面对迟发型皮肤超敏反应有强抑制作用,其抑制力与地塞米松相似;可抑制 T 细胞增殖反应,可明显降低小鼠脾细胞产生 IL - 2 的水平,抑制脾细胞活化;对体液免疫则能明显抑制胸腺依赖性抗原诱发的抗体反应。在抗炎方面,对炎症早期血管通透性增高、渗出、水肿有明显抑制作用,可减少炎症介质的产生和释放。此外,雷公藤还可降低血液黏度、抑制血小板聚集,改善微循环,发挥活血化瘀的作用。

2) 常用药物

雷公藤多苷片

3) 使用方法

口服:一次 10 mg,一日 3 次或按 $1 \sim 1.5$ mg/(kg·d),分 3 次饭后服,1 个月为一疗程。控制症状后减量、停药或间歇治疗。

4) 不良反应

除了常见的对血象和肝肾功能的影响外,可导致精子活动降低,数目减少,对生育能力可能有不良影响,不建议用于有生育需求的患者。此外还有可出现胃肠道反应,偶见白细胞及血小板减少,能引起月经紊乱、口干、面部色沉、痤疮等。

5) 注意事项

服药期间应避孕禁止哺乳;有心、肝、肾器质性损害、功能异常者禁用;血红蛋白<80 g/L,白细胞$<4 \times 10^9$/L 时禁用;新近有全身感染者禁用。此外,还需注意本药的有效治疗剂量与毒性剂量接近,安全范围小,因此应用时要严格控制剂量及适应证。

2. 复方甘草酸苷

1) 药理作用及作用机制

复方甘草酸苷为甘草根的提取物,添加的甘氨酸、半胱氨酸/蛋氨酸等减轻了水钠潴留等不良反应。具有抗炎、免疫调节、抗过敏和抗病毒作用。研究表明,甘草酸苷在体内代谢为甘草次酸,后者主要抑制磷脂酶 A2 的磷酸化,减少前列腺素和白三烯合成;抑制补体 C2、C3 激活;抑制细胞核因子－KB(NF－KB)

磷酸化、减少 TNF-α、IL-1β、IL-8 等产生,抑制 11β 羟基类固醇脱氢酶活性,减少氢化可的松代谢。

2）常用药物

复方甘草酸苷片、复方甘草酸苷注射液。

3）使用方法

一般成人一次 2～3 片,饭后口服。可依年龄、症状适当增减。静脉注射:一次 5～20 ml,一日 1 次。可依年龄、症状适当增减。

4）不良反应

休克、过敏性休克,过敏样症状,假性醛固酮增多症,血清钾低下,血压升高等。

5）注意事项

高龄患者慎重给药(高龄患者低钾血症发生率高);与其他含甘草酸苷的药物并用时,可增加体内甘草酸苷含量,应予注意;静脉内给药时尽量缓慢速度给药;治疗前事先备急救药品,治疗时密切观察患者情况,以便发生休克时能及时抢救;孕妇及哺乳期妇女慎重给药。

3. 白芍总苷

1）药理作用及作用机制

白芍总苷是芍药干燥的根提取物,包括芍药苷、芍药内酯苷、羟基芍药苷、苯甲酰芍药苷,统称为白芍总苷,其中芍药苷占总苷量的 90% 以上,是白芍的主要有效成分。现代研究证实白芍总苷具有抗炎、免疫调节作用,可浓度依赖性地及机能依赖性地双向调节 T、B 淋巴细胞的增殖,促进或抑制 IL-1、IL-2 及肿瘤坏死因子的产生,调节 T 淋巴细胞 Th/Ts 亚群的平衡。

2）常用药物

白芍总苷胶囊。

3）使用方法

一次 2 粒(0.6 g)口服,一日 2～3 次。

4）不良反应

胃肠道不适、腹泻、腹痛、恶心、呕吐等消化道症状。

5）注意事项

服药期间应避孕。

六、其他药物

1. 维生素 C

1）药理作用及作用机制

维生素 C 促进机体抗氧化,维护皮肤黏膜的完整性以增强防御屏障作用。

2）适应证

可用于急性期发作或瘙痒明显的湿疹患者。

3）使用方法

在疾病状态下应服用较大剂量维生素 C,达到 1～3 克/天或静脉给药。

4）不良反应

大量服用维生素 C 可偶有腹痛腹泻等,且易形成泌尿系统结石,诱发痛风等。

5）注意事项

维生素 C 治疗湿疹只有缓解作用,需配合其他药物治疗。

2. 硫代硫酸钠

1）药理作用及作用机制

本品能与体内金属物质结合,形成无毒硫化物,达到解毒作用,并有非特异性脱敏、镇静作用。

2）适应证

用于急性湿疹、皮炎、荨麻疹、药疹、皮肤瘙痒症等过敏性皮肤病。

3）使用方法

静脉注射一日 0.32～1.0 g，临用时配成 10％溶液，缓慢注射。10～14 天为一疗程。脱敏治疗 0.5～1 g/次，静脉注射。

4）不良反应

偶见头晕、乏力、恶心呕吐等，还可引起血压下降（尤其是注射过快时）。

5）注意事项

（1）静脉注射量大时，应注意不良反应，注射速度不宜过快，以免引起血压下降。

（2）不能与亚硝酸钠混合后同时静脉注射，以免引起血压下降。在亚硝酸钠静脉注射后，不需拔出针头，立即由原注射针头注射本品。

（3）不能与其他药物混合注射，否则会发生沉淀或降低疗效。

3. 葡萄糖酸钙

1）药理作用及作用机制

本品为非特异性脱敏剂，能提高血钙浓度，降低毛细血管的通透性，增加毛细血管壁的致密性，使渗出减少，具有抗过敏、消炎、止痒作用。钙离子与镁离子有竞争性拮抗作用，故可做镁中毒的解毒剂。含量较氯化钙低，对局部组织刺激性较小，注射比氯化钙安全。

2）适应证

皮肤科用于荨麻疹、急性湿疹、皮炎、血管性水肿、紫癜、多形红斑、老年皮肤瘙痒等。内科可用于低钙血症及镁中毒等。

3）使用方法

口服成人一次 1～2 g，小儿一次 0.5～1 g，一日 3 次，糖钙片及口服溶液用于小儿口服。静脉注射：10％溶液 10～20 ml，小儿 5～10 ml 加等量 10％葡萄糖注射液稀释，缓缓注射，每分钟不超过 2 ml。

4）不良反应

静注时药液外渗可致注射部位皮肤发红、皮疹和疼痛，并可随后出现脱皮和皮肤坏死。静脉注射时全身有发热感，注射太快或量大时，可发生心脏骤停。本品对血管壁有刺激，少数人静脉注射可引起软组织钙化，并发严重手前臂骨筋膜综合征、一过性失声及过敏性休克等。

5）注意事项

注射宜缓慢，静脉注射速度每分钟不宜超过 2 ml。有心脏病者慎用，应用强心苷期间禁用。

第三节　湿疹的物理治疗

目前，临床上常用物理治疗湿疹的方法主要包括：光疗法、光化学疗法（PUVA）、激光治疗、放射治疗、生物共振治疗（BICOM）。

对急性、亚急性湿疹，皮损不重者，应用光疗、光化学疗法及生物共振治疗可取得良好的效果；而对慢性反复发作，皮损浸润、肥厚、苔藓化明显者，使用激光、放射治疗可获良好疗效。其中光疗法包括长波紫外线（UVA）（340～400nm）照射、UVA/UVB 照射及窄谱中波紫外线（KBUVB）（310～315nm）照射，对慢性顽固性湿疹具有较好疗效。当前临床主要用 UVB 进行治疗,UVB 的治疗即中波(290～320nm)紫外线照射治疗,在治疗前也需测定最小红斑量(MED),以确定光疗的起始剂量。治疗剂量通常以亚红斑量及轻度红斑量为主(0.8～1.0MED),采用小剂量多次照射。UVB 开始剂量(中国人)为 0.3～0.7 J/cm²,治疗 2～3 次后每次增加剂量亦是 0.05～0.1 J/cm²,累积的单次最大剂量为 1.6 J/cm²,每周 2～3 次,治疗过程中随着耐受程度的增加逐渐加大剂量。总照射次数 10～30 次,在连续治疗 15～20 次症状控制后,可改为每 2 周 1 次或每月 1 次巩固一段时间。

第八章

湿疹的护理与预防

第一节　湿疹的护理

一、一般护理

（1）保持室内适宜的温度、湿度，清扫时洒湿地面以减少飞尘；定时开窗通风，保持室内空气新鲜；室内禁止摆放花卉等物品；禁止喷洒杀虫剂、空气清香剂等化学物品。

（2）注意气候变化，随时增减衣服，以避免风、寒、湿、热的侵袭。加强体育锻炼，增强抗病能力，以减少发作。

（3）保持床单干净整洁，指导患者穿着棉质、宽松、柔软衣裤，修剪指甲，避免搔抓。

（4）避免生活或工作中可能存在的致敏因子。如家庭主妇在日常烹调、洗涤等家务时可选择内层为绒布的塑胶手套保护手部皮肤；对植物花草过敏患者，减少公园草地的游玩，如无法避免，应及时使用清水清洁暴露部位皮肤。敏感体质可先试用护肤品或化妆品，避免湿疹的发生。

（5）应保持大便通畅,促进毒素排除,便秘者每日晨起空腹饮淡盐水,无糖尿病者可饮蜂蜜茶;每晚按摩腹部 200 次(顺时针、逆时针各 100 次),以加速肠蠕动,促进排便。

二、病情观察

（1）密切观察患者体温及血象变化,如体温升高应通知医师予以对症处理。

（2）密切观察患者皮疹部位、颜色、形态及大小、渗出液色、质、量及气味、糜烂程度、瘙痒程度、发作及持续时间、肢体肿胀、睡眠、二便等情况。若发现患者皮肤反复滋水、淋漓、浸润成片、痒甚时,通知医师,对症处理。

三、饮食护理

（1）饮食原则:饮食宜清淡,少加盐和糖,不饮酒,忌食海鲜、牛羊肉、鹿肉、狗肉、辛辣、酒、咖啡等食物,多食新鲜蔬菜水果,多饮水,保持大便通畅,减少肠道毒素吸收。

（2）血热风盛证:患者宜食清热凉血,疏风止痒的食物,如:绿豆、黄瓜、冬瓜、苦瓜、莲子、白木耳、枸杞等。食疗方:金银花茶、绿豆汤。

（3）湿热蕴肤证:患者宜食清热凉血利湿的食物,如:鸭肉、马齿苋、冬瓜、黄瓜、苦瓜、赤豆、莲藕、莲子、茯苓、米仁、山药、梨、苹果、西瓜、香蕉、柚子等。食疗方:马齿苋拌香干。

（4）血虚风燥证:宜食养血润肤的食物,如黑芝麻、乌枣、甘枸杞、山药等,适当补充脂肪。食疗方:米仁赤豆汤。

（5）有条件者可根据食物过敏原检测结果调整饮食并做好

饮食日记,以便为日后饮食调整提供依据(详见表8.1)。

表8.1　食物过敏原阳性结果饮食调整建议

检测结果	饮食调整方案
＋＋＋级	6个月禁食"＋＋＋"阳性食物,接下来3个月,"＋＋＋"阳性食物可4天吃1次,如无病情变化可恢复正常饮食。
＋＋级	3个月禁食"＋＋"阳性食物,接下来3个月,"＋＋"阳性食物可4天吃1次,如无病情变化可恢复正常饮食。
＋级	3个月忌食"＋"阳性食物("＋"阳性食物可4天吃1次),如无病情变化可恢复正常饮食。

四、心理护理

中医认为"心者君主之官,主明则六安,主不明则十二官危",慢性湿疹患者常伴有焦虑、抑郁情绪。湿疹的发病不仅与生物因素有关,社会心理因素同样也起着重要的作用。首先,指导患者对湿疹有正确认识,保持情志怡畅,清心寡欲,对周围人与事更应养成理智及冷静思考习惯,切勿有病乱投医。其次,教会患者观察湿疹发病规律,有无诱发因素,避免诱因,严格遵照医嘱按时、按量、规范用药,减轻症状,延缓复发的可能。

(1) 行为干预:向患者介绍与湿疹相关的疾病知识,如湿疹的发病特点、诱发原因、病程转归、治疗要点等,取得患者对治疗过程的理解及预后的合理期望,以便配合后续治疗。根据患者的具体情况,指导其做饮食日记,正确规避过敏原,合理膳食,每周进行规律锻炼2次或3次。

(2) 放松训练:在专业医护人员指导下,让患者在安静舒适地半躺或仰卧在病床上,在特制音乐引导下进行深呼吸训练及全身分段肌肉放松训练。最简便的是胸、腹式呼吸交替训练。其方法为:平卧在床头,头下垫枕头;双膝弯曲并分开,相聚约 20～30 cm;双手分别置于胸部和腹部;用意念控制呼吸,先吸气并隆胸,使意念停留在胸部,此时置于胸部的手会慢慢随之升起,然后吸气并呼气,再吸气并鼓腹,使意念停留在腹部,此时置于腹部的手会慢慢随之升起,然后呼气。

(3)音乐疗法:运用五音(角、徵、宫、商、羽)疗法调节患者情志,每日 2～3 次,每次以 30 分钟左右为宜。最好戴耳机,免受外界干扰。治疗中不能总重复一首乐曲,以免久听生厌。治疗的音量应掌握适度,一般以 70 分贝以下疗效最佳。

(4)支持性心理治疗:耐心听取患者的倾诉,为有需要的患者安排小组座谈,减轻其负性情绪对疾病的影响,切断因自我强化而可能导致的恶性循环。

(5)电话随访及指导:门诊患者可通过电话随访,每周 1～2 次,内容包括询问病情、健康指导和心理辅导,同时督促患者将心理治疗的部分内容适当安排进日常生活。具体疗程安排,一般每周进行心理治疗 1 次(个人为单位或人数不定的小组为单位),每次 60～90 min,4 周为 1 个疗程,一般需 3 个疗程左右。

五、皮肤护理

1. 急性期皮损护理

急性期皮损特点为:起病急、病程短;颜色鲜红;皮损以红斑、丘疹、水疱为主,炎症重者有糜烂、渗出。一般患者感瘙痒明显。其护理目标为缓解瘙痒，减轻炎症；防止继发感染。

遵照医嘱执行或指导患者外用药；及时观察皮损变化及对治疗的反应；疏导患者不良情绪并取得患者对治疗的配合；护理期间需注意：

（1）医患沟通：急性湿疹易发生继发感染并加重病情，如不及时治疗，迁延转变为亚急性或慢性湿疹，则需花费更长时间和经费治疗，因此需向患者说明在急性期治疗的必要性和注意事项，取得患者的配合。

（2）患者管理：督促患者尽量穿着柔软、宽松、透气的棉质衣裤；宜盖轻薄的棉被，保持床单清洁，勤换衣裤，勤剪指甲；避免搔抓皮损或热水烫洗；保持病室温湿度适宜，避免过于闷热出汗。

（3）查房管理：查房时需核查患者执行医嘱情况；观察患者对治疗的反应、是否有新发疹、皮损瘙痒等自觉症状及全身情况；指导患者做生活起居日记以筛查可能致病的病因。

（4）治疗管理：本期外用药物多使用溶液、洗剂或乳剂；涂药时需注意核对药物、剂型及使用部位。急性期多有渗出、糜烂，容易发生继发感染，施行相关治疗时需注意无菌操作；施行湿敷治疗时注意铺设防水垫，无防水垫者，可在塑料垫上铺设治疗巾；冷湿敷操作时注意湿敷垫保持拎起来不滴水；湿敷垫热了需及时更换湿敷垫。在物理治疗方面，针对渗出皮损多采用半导体激光、微波等治疗，治疗时需注意核查治疗功率、时间，核实有无实质脏器肿瘤等疾患；治疗期间需给患者佩戴防护眼镜。

2. 亚急性皮损护理

亚急性皮损特点为：皮损颜色转暗，渗出减少，部分有糜烂或轻度苔藓样变；间或有瘙痒。其护理目标为寻找诱因，避免急性发作；积极治疗，避免转为慢性。

遵照医嘱执行或指导患者外用药;及时观察皮损变化及对治疗的反应;疏导患者不良情绪并取得患者对治疗的配合;护理期间需注意:

(1)医患沟通:亚急性皮损在受到诱发因素刺激情况下易急性发作,因此需指导患者避免可能的病因及诱发因素,具体详见本章特殊部位湿疹护理要点。此外,由于亚急性皮损较之急性期皮损大为改观,且瘙痒缓解,患者容易忽视或担心药物相关不良反应而自行停止治疗,导致病情转变为慢性,应向患者解释相关药物的毒副作用,解除思想顾虑并进一步督促患者及时、坚持治疗。

(2)患者管理:多留心发现可能的致病或诱发因素,避免疾病反复发作,尤其是局限性湿疹,多与接触物有关;及时根据皮损性质调整外用药物剂型;主动学习湿疹相关科普知识,解除思想顾虑;坚持治疗;注意皮肤屏障保护,尤其是乏脂性湿疹。

(3)查房管理:查房时需核查患者执行医嘱情况;观察患者对治疗的反应,尤其是外用糖皮质激素或钙调磷酸酶抑制剂等药物的相关不良反应,如皮肤萎缩、毛细血管扩张、色沉等;观察患者对物理治疗的反应,尤其是 NB-UVB 治疗;根据患者生活起居日记科学指导患者健康生活起居,避免盲目、过度的禁忌影响生活质量。

(4)治疗管理:亚急性期外用药物多采用糊剂、油剂及乳剂,涂药时需注意核对药物、剂型及使用部位。本期在物理治疗方面多采用中药熏蒸及 NB-UVB 治疗。熏蒸治疗时需注意饭前后半小时不宜熏蒸;避免烫伤,适当补水;冬季熏蒸时应注意保暖。NB-UVB 治疗时,首要注意给患者佩戴防护眼镜;其次注意对正常皮肤的保护,尤其男性生殖器部位;治疗结束后立即涂抹屏障修护剂或保湿霜;再有每次治疗前需观察前次治疗反应,如有水疱、红肿或脱屑,需暂停治疗。

3. 慢性期皮损护理

皮损炎症显著减轻,多呈苔藓样变、色沉或鳞屑、结痂。其护理目标为减轻皮损苔藓样变,督促患者坚持治疗直至痊愈。

遵照医嘱执行或指导患者外用药;及时观察皮损变化及对治疗的反应;疏导患者不良情绪并取得患者对治疗的配合;护理期间需注意:

(1)医患沟通:此期患者易对疾病治疗失去信心,导致停止治疗抑或病急乱投医,用药易走极端,常出现滥用药或抗拒治疗,进而导致疾病进一步加重。

(2)患者管理:及时根据皮损性质及治疗反应调整并指导患者正确使用外用药物;督促患者主动学习湿疹相关科普知识,树立科学治疗观;坚持治疗,避免滥用药。

(3)查房管理:查房时需核查患者执行医嘱情况;观察患者对治疗的反应,尤其是外用糖皮质激素封包治疗的相关不良反应,如有不适可随时去除封包膜;观察患者对物理治疗的反应,尤其是 NB - UVB 治疗。此外,反复发作的慢性湿疹有时需行皮肤活检确诊,需注意术后创面的观察。

(4)治疗管理:慢性期外用药物多采用乳剂、软膏,为加强药效常采用封包治疗,治疗时需注意核对药物、剂型、使用部位及封包技巧,合理规划封包疗程,发现不良反应及时停药。物理治疗相关注意事项详见亚急性湿疹部分。

六、专科用药护理

(1)抗组胺药:可出现头晕、嗜睡等症状,应做好防护措施,防止发生跌倒或坠床意外事件;司机、高空作业者在工作期间禁用此类药物,防止发生意外。

(2) 10%葡萄糖酸钙:具有抗过敏作用。心功能不全及使用洋地黄类药物者禁用。

(3) 抗生素:有继发感染时应加用抗生素,必要时进行细菌培养和药敏试验,根据结果选择有效抗生素。注意观察有无药物过敏。

(4) 外用药物:同外用药物的剂型章节。

七、继发感染皮损护理

继发细菌感染,常发生于搔抓、破溃皮肤患处,伴红肿热痛,皮损渗出较多;继发真菌感染,皮损常发生于皱褶及手足部位,如乳房、腋下、肛门、外阴及手足部位,皮损急性期可有水疱、丘疹,一般境界模糊或清楚,典型的皮损可出现边缘活动的环状分布皮损;严重者可出现发热、淋巴结肿大等。护理目标为积极控制感染;预防感染扩散。如有发热,促进散热,降低体温。护理要点如下:

(1) 医患沟通:向患者宣教做好个人清洁卫生及避免搔抓的临床意义,即可预防感染,又可避免加重感染;告知患者预防继发感染的措施;出现继发感染,患者易紧张、焦虑,应向患者介绍继发感染的治疗措施、疗程及转归,取得患者理解与配合,舒缓紧张心情。

(2) 患者管理:避免搔抓,保持皮肤清洁干燥,保持衣物床单清洁;主动学习湿疹预防感染相关科普知识;主动配合相关检查,例如创面培养等;耐心、坚持配合治疗。如有发热等全身症状,需注意多饮水,多休息,适量摄入高蛋白饮食,保持房间通风。

（3）查房管理：定期督查患者遵守医嘱情况，及时纠正错误生活、行为方式。注意观察患者发热相关体征，高热情况下一般每 4 小时测量体温 1 次，中等度发热，可改为每天测量 4 次；注意观察患者面色、脉搏、呼吸、精神状态；高热有时出现躁动不安及谵妄，应注意坠床及舌咬伤；注意观察皮肤继发感染控制情况；退热期患者会大量出汗，注意及时更换床单及衣裤。

（4）治疗管理：除外相应的抗真菌或抗细菌治疗外；局部皮损治疗可参见急性期皮损护理；重点关注患者全身症状，如有发热、淋巴结肿大，需结合物理降温及药物治疗等；使用冰袋物理降温时需注意防止冻伤；采用物理降温后 30 分钟测量体温一次。

八、特殊部位及人群的皮损护理

1. 面部

由于面部皮肤较之身体其他部位较薄，药物更易被吸收，加之暴露于外界环境中，易产生药物的不良反应，最常见的是糖皮质激素及钙调磷酸酶抑制剂。湿疹发生于面部者，多见于婴幼儿和儿童，相比药物的疗效，药物的安全性更受患者家长关注，因此对患者及家长进行药物的安全性及药物的合理用药宣教尤为重要，这即决定治疗的依从性，也可有效规避不当用药导致的不良后果。

1）面部外用糖皮质激素护理要点

（1）疗效与安全难两全，需耐心坚持治疗：面部多选用弱效糖皮质激素或软性激素外用，因此在临床的不良反应方面较之中强效及强效激素更小，但与之对应的其抗炎活性不及后者，因此起效较慢,需提醒患者及家长耐心坚持治疗。

(2)巧用糖皮质激素,减少不良反应:一般急性期湿疹1～2周即可控制病情,此后可与钙调磷酸酶抑制剂或其他非糖皮质激素结合序贯治疗;亚急性和慢性期虽然需要外用糖皮质激素的时间较之急性期长,但临床可采用长疗程间歇疗法等。国外报告,每周2～3次(婴幼儿每月不超过15 g,儿童不超过30 g,青年及成年人60～90 g)的长期维持治疗特应性皮炎,即使使用强效激素也未见明显局部及系统不良反应,因此湿疹治疗过程虽然缠绵且有反复,但正确的认识疾病,采用科学的生活方式,合理的临床治疗缺一不可。

(3)加强医患沟通:需针对此类患者及家长等科普湿疹的发病、病程演变及治疗过程;协助指导患者及家长发现可能存在的诱发、致病因素,避免及切断诱因、元凶,避免继发感染,合理调整治疗目标,及时治疗方能尽早康复,减少再发。对于糖皮质激素早期的不良反应需提醒患者和家长注意观察,一旦发生,立即停药。

2)面部外用钙调磷酸酶抑制剂护理要点

最常见的是局部烧灼、刺痛或瘙痒等刺激反应,但会随着使用时间的延长而耐受,因此在护理时需注意:

(1)初期治疗建议患者使用低浓度、少量涂抹患处,观察皮损对药物治疗的反应,待无相关不良反应再逐渐增加药物的用量。

(2)日晒会增加本类药物的刺激性,因此建议涂药期间避免日晒。

(3)<6个月婴幼儿,皮肤娇嫩,且体表面积与体重比值较高,涂抹防晒剂后不良反应风险较高,因此不建议使用,推荐避免阳光照射,衣物遮盖防晒。

（4）6个月～2岁仍以遮盖性防晒为主，也可挑选 SPF10/ PA＋以内的物理防晒剂，以霜剂和粉剂为宜。

（5）户外活动尽量避免在阳光强的时间段，尤其是春末夏初，上午10点至下午2点期间。

2. 黏膜部位（会阴、肛门）

会阴、肛门部位皮肤潮湿而薄嫩，对药物的吸收能力强，因此也易发生药物的刺激反应；此外由于生理结构紧凑，加之肛门处有大汗腺分布，因此皮肤潮湿、多汗，易继发真菌感染。在护理上需注意：

（1）叮嘱患者尽量穿着柔软、宽松、透气的内衣裤。

（2）勤换洗衣物，患有足癣、股癣等患者，应将内裤与袜子分开洗晒。

（3）肥胖患者，可在股内侧及肛周外扑粉剂以帮助散热，减少摩擦，避免继发真菌感染。

（4）避免过度洗涤患处：正常人皮肤偏酸性，pH约5.5～7.0，对弱酸弱碱皮肤有一定的中和能力，但是如果过度洗涤，破坏局部弱酸性环境，尤其是女性，易继发念珠菌性阴道炎。

3. 皱褶部位

皱褶部位皮肤娇嫩、潮湿，罹患湿疹易继发细菌、真菌感染，外用药一般会选用弱效或中效糖皮质激素、复方制剂等，这将有效预防继发感染。护理皱褶部位皮肤需注意：

（1）建议患者穿着宽松、棉质的衣物。

（2）保持局部清洁干燥，外扑粉剂有利于湿疹恢复。

（3）发生于乳房下部的女性患者，建议穿着棉质合身的胸衣，过于宽松的胸衣缺乏固定作用，不宜穿着；同时可在乳房下部外扑粉剂防止摩擦。

（4）护理涂药时要充分暴露皮肤，撑开皱褶。

4．大小便失禁患者

大小便失禁患者由于长期受尿氨刺激，会阴及肛周皮肤处于潮湿和代谢产物侵蚀状态，加之家庭护理时常使用湿纸巾反复多次擦拭，造成二次机械损伤，极易发生皮肤破溃，患者常感到疼痛等。护理便失禁患者使需注意：

（1）及时更换尿布，清理便尿。

（2）严禁使用皂液、粗毛巾或纸巾反复擦洗。

（3）日常可使用护肤油或扑粉防护。

（4）定时翻身，避免继发压疮。

（5）护理换药时需注意铺设防水垫。

5．静脉曲张患者

静脉曲张性最易引起瘀积性皮炎，此类患者常伴发皮肤溃疡，病情恢复较慢，容易继发感染；此外还有深静脉血栓及小腿静脉破裂出血等潜在风险。护理要点为：

（1）促进静脉回流：劳动或活动 1 小时后抬高患肢，一般 $30°\sim40°$；下床或外出穿着弹力袜、缚扎弹力绷带。

（2）避免长久站立，尤其避免负重行走。

（3）溃疡创面及时换药，防止继发感染：促进皮肤湿疹、溃疡尽早康复。

（4）一旦皮肤康复，身体条件许可尽早施行静脉曲张手术。

（5）注意观察患肢血供：观察患肢远端皮肤颜色、温度、肿胀情况、压痛等，避免深静脉血栓、静脉破裂出血等发生。

九、瘙痒护理

（1）观察患者瘙痒的部位、程度、发作时间、特点等。

（2）沐浴时，水温宜在 35～37℃，避免使用碱性沐浴用品，避免搓澡，以淋浴为主，沐浴时间宜 10 分钟左右；嘱患者宜减少沐浴次数（隔日沐浴或每周 2 次），淋浴后（皮肤未干前）用保湿、润肤功效的油剂、乳剂、软膏涂抹皮肤。

（3）瘙痒时嘱患者用手拍打瘙痒部位或将润肤露或三草油（紫草 45 g，茜草 45 g，生甘草 45 g，浸泡于 500 ml 葵花籽油或麻油中浸泡 24 小时，用小火煎熬油中药物至"生甘草"呈焦黄色，待药油完全冷却后，滤渣备用，以清热解毒、润肤止痒）等涂抹进皮肤。也可与他人聊天、看书、听音乐等，以分散注意力，避免用手搔抓皮肤；夜间可佩戴棉质不分指手套，以防止抓破皮肤。

（4）必要时遵医嘱予外用药外涂，如炉甘石洗剂、冰黄肤乐软膏、复方樟脑乳膏、地奈德软膏等。

十、失眠护理

（1）协助患者卧位舒适。

（2）保持病房安静、整洁，通风良好。

（3）嘱患者睡前不要观看惊悚、战争等强刺激性影片，不要听重金属、朋克、hiphop 等强刺激性音乐，忌饮咖啡、浓茶等饮品；可饮温牛奶或用温水泡脚（糖尿病足患者禁用），并可听舒缓、轻柔的乐曲，以助睡眠。

（4）放松训练：同心理护理。

（5）音乐疗法：同心理护理。

（6）必要时遵医嘱予抗焦虑药口服，如盐酸多塞平、地西泮等。

十一、辨证分型护理

1. 血热风盛证

本证表现为多形性皮损,在红斑基础上有针头到粟粒大小的丘疹、丘疱疹,皮损常融合成片,向周围扩延,境界不清楚,边缘区有少量多形性皮疹散在分布。通常两侧对称分布,严重时可扩展全身,自觉瘙痒无度,遇热尤甚。脉象濡滑,舌红赤,苔薄腻。治宜清热凉血,疏风止痒。本证护理:尽量穿柔软及宽松的棉质,或其他天然纤维衣服,少穿、盖会引起过敏的人造纤维及毛料的衣、被。注意环境中的温度及湿度,以免因过于闷热出汗或干燥而致病。在干燥季节,最好减少洗澡次数。平时洗澡则以淋浴为佳,勿用太热的水或过度清洗,避免过度沐浴。饮食上宜食清热凉血的食物,如:黄瓜、冬瓜、苦瓜、莲子、白木耳、枸杞等。

2. 湿热蕴肤证

本证表现为皮损分布多呈对称,局限或泛发,在红斑基础上有针头到粟粒大小的丘疹、丘疱疹和水疱,水疱经搔抓破后形成点状糜烂面,有明显浆液性渗出,时轻时重,经久不愈。自觉奇痒难忍,常可影响睡眠和工作,病程长,可数年不愈。脉象濡滑,舌红赤,苔黄腻。治宜清热凉血,除湿止痒。本证护理:密切观察皮疹形态大小、渗出、糜烂程度、瘙痒及全身情况。培养正确健康的饮食习惯,宜食清热凉血利湿的食物,如冬瓜、鸭肉、黄瓜、苦瓜、赤豆、莲子、米仁、山药、西瓜等。少吃容易加重病情的过敏原、发物或辛辣刺激性食物。当病患瘙痒难忍时,可暂时以拍打法止痒。无渗出者,可遵医嘱予冰黄肤乐软膏、除湿止痒软膏外涂患处治疗。有渗出者,可遵医嘱予无菌蒸馏水、硼酸溶液、复方黄柏液、皮肤康洗液稀释后湿敷患处。

3. 血虚风燥证

本证表现为皮损以四肢多见,对称发病。散在红斑和丘疹,患部皮肤逐渐肥厚、粗糙,发生苔藓样变,呈干燥、暗红色的浸润肥厚的斑块,或苔藓样斑片,或角化性皲裂性斑块。伴有色素沉着或色素减退斑,上覆鳞屑。瘙痒程度轻重不一,病情时轻时重,迁延数月或更久。脉象濡细,舌暗红或淡红,苔薄白或薄黄。治宜养血润燥,祛风清热。本证护理:生活作息规律,保证足够睡眠时间。放松紧张情绪,时常保持心情愉快,减少抑郁、焦虑、暴躁、愤怒等负面心理压力。当外界气候干燥寒冷时,宜外用乳剂、软膏来滋润皮肤,避免在户外暴露过久,或过度吹风,以免皮肤过于干燥而发病。饮食上宜食养血润肤的食物,如黑芝麻、黑木耳、乌枣、甘枸杞、桑葚、菠菜、胡萝卜、甲鱼、猪肉等,适当补充脂肪。

第二节　湿疹的预防

一、注意饮食,避免诱因

(1)患者饮食应有规律,避免暴饮暴食。患者应多食新鲜蔬菜、水果,因其含有丰富维生素,尤其是维生素 C,对减轻湿疹症状十分有利;另外,蔬菜和水果中还含有大量植物纤维及果胶,能促进消化液分泌,促进胃肠道蠕动,保持大便通畅,减少肠道毒素吸收。多食富含钙质的食物,如面条、牛奶、鸡蛋、黄豆或豆腐、素鸡、豆干,塔菜、芥蓝菜、红苋菜、草头、海带、紫菜、木耳等。因为钙质是构成体内激素和维生素的重要成分，参与体内物质代谢，降低神经兴奋性，还具有一定抗过敏作用。

（2）湿疹的发病与饮食有一定的关系，某些食物可能是诱因。例如海鲜，或者是含有人工色素、防腐剂、酵母菌等人工添加剂的罐头、腌腊食品、饮料等都可诱发湿疹。另外，一次性进食过多蛋白质，同时饮酒或进食酸、辣等富于刺激性食物，会降低胃肠道消化功能，造成食物在胃肠道停留时间过长，产生蛋白胨和多肽，增加人体过敏的概率。如认为发病与"食物过敏"有关，应遵循从进食一种食物逐一增加到进食多种食物的饮食原则。在添加食品过程中，应循序渐进，切忌急躁，每次添加一种食物，观察数日后，如无异常可继续逐一添加其他食物，以防止诱发或加重湿疹。

二、戒烟酒

吸烟者血内 IgE 与皮肤试验阳性率均明显高于非吸烟者。吸烟者与被动吸烟者过敏倾向均有所增加。饮酒会加重皮肤血管扩张，激发或加重湿疹。

三、注意卫生，避免不良刺激

有湿疹病史的人，要注意保持室内外的清洁卫生，家中要少养猫、狗之类的宠物；避免吸入花粉、粉尘等。对风、寒、暑、湿、燥、火及虫毒之类，要避之。受热、情绪激动、用力等都会加重皮肤血管扩张，激发或加重湿疹。橡皮手套、染发剂、加香料的肥皂和洗涤剂、化纤服饰和羊毛服装等，对于过敏体质的人或湿疹患者都可能成为不良刺激，应予避免。超敏反应接触物及其可能来源如表 8.2 所示。

表 8.2　超敏反应接触物及其可能来源

超敏反应接触物	可 能 来 源
肉豆蔻酸异丙酯 isopropyl myristate	化妆品和药品基质中的润肤剂
羊毛脂醇 lanolin alcohol	作为乳化剂和润肤剂存在于化妆品、药品基质、外用药、家具上光剂、真皮、金属防腐蚀液、纸张、油墨、纺织品、皮毛、切割油、蜡中
三乙醇胺 triethanolamine	作为表面活性剂，存在于肥皂、洗发液、护肤霜、蜡、切割油中。还可与矿物和植物油一起制备乳剂
聚山梨醇酯- 80 polysorbate 80	作为内服药的乳化剂和分散剂；化妆品，药品，食品中的乳化剂，也称之为聚氧乙烯山梨醇酐单油酸酯或吐温 80
山梨坦油酸酯 sorbitan oleate	作为化妆品、药物软膏和乳霜中的乳化剂。也称之为山梨糖醇单油酸酯或斯盘 80。 交叉变应原：山梨坦倍半油酸酯
三氯生 triclosan	作为防腐剂存在于化妆品、肥皂、洗涤剂、洗发水、浴液添加剂、除臭剂、足粉及喷雾剂、一次性纸制品、除臭鞋垫和长筒袜、洗衣用品中。也用于纺织品护理剂中。还是聚氯乙烯浴室地毯的抗真菌剂
山梨酸 sorbic acid	作为防腐剂（抗真菌剂）用于食品（奶酪糖浆等）、化妆品和药品中。也存在于醇酸树脂涂层和干性油、黏合剂、胶水、墨水、颜料、清漆、鞣剂、金属加工液中。 交叉变应原：山梨酸钾

（续表）

超敏反应接触物	可 能 来 源
p-氯-m-甲酚 p-chloro-m-cresol （PCMC）	作为杀真菌剂存在于乳霜、外用抗菌剂、药物制品、含蛋白的洗发水、婴儿化妆品及冷却液中。交叉变应原：4-氯-3-二甲苯酚
硫柳汞 thimerosal （merthiolate）	作为防腐剂，存在于疫苗、抗毒素、变应原皮试抗原、防腐剂、眼药水、隐形眼镜保存液、化妆品如眼部化妆品
咪唑烷基脲 imidazolidinyl urea	作为防腐剂，存在于洗液、乳膏、护发素、洗发水、除臭剂和外用药。可释放甲醛
乌洛托品 methenamine	泌尿道感染抗菌剂。橡胶加速剂和甲醛释放剂。存在于酚醛树脂的生产过程。作为化妆品中的防腐剂。环氧树脂固化剂。钢材抗腐蚀剂。可引起气源性接触性皮炎
氯己定二葡糖酸盐 chlorhexidine digluconate	作为防腐剂存在于化妆品和药品的乳霜、洗发水、沐浴液中。也作为胶水和冷却液的防腐剂。可引起气源性接触性皮炎
对苯类混合物 paraben mix	作为防腐剂，存在于食物（色拉调味汁、蛋黄酱、香辣香肠、芥末、冷冻乳制品、烘烤食物）、化妆品和药物（对羟基苯甲酸甲酯、尼泊金、羟苯乙酯、尼泊金丙酯、尼泊金丁酯）。交叉变应原：氢酯醌苄基醚、其他对苯类、对苄氧酚、对位化合物
乙酸苯汞 phenyl mercuric acetate	除草剂和杀真菌剂。作为防腐剂，存在于抗生素滴眼剂、眼部化妆品、洗发水中。交叉变应原：对氯汞酚
氯乙酰胺 chloroacetamide	作为防腐剂存在于化妆品和药品的乳霜、洗发水、沐浴液中。也作为胶水和冷却液的防腐剂。可引起气源性接触性皮炎

（续表）

超敏反应接触物	可 能 来 源
六氢-1,3,5,—三(2-羟乙基)三嗪 hexahydro-1，3，5-tris-(2-hydroxyethyl) triazine	作为冷却液和多种化妆品的杀菌剂。可释放甲醛
氯碘喹啉 clioquinol	作为外用药物制剂中的抗感染和抗阿米巴剂。可引起指甲棕色变色和多形性红斑样发疹
二苯酮-3 benzophenone-3	作为牙科材料和其他塑性材料中常见的紫外线吸收剂；作为紫外线吸收剂存在于外用防晒霜、保湿剂、洗发水、护发产品、口红、唇膏、指甲油中。交叉变应原：二羟苯宗
丙二醇 propylene glycol	作为药品和化妆品基质中的溶剂。作为食品中色素和香料的溶媒，并可防止真菌生长。在冷却液中作为保湿剂
硬酯醇 stearyl alcohol	作为润滑剂和消泡剂，存在于化妆品、药物乳膏、纺织用油和纺织品末道涂饰
鲸蜡醇 cetyl alcohol	作为乳化剂和软化剂，存在于化妆品和药物制品
水杨酸苄酯 benxyl salicylate	作为香水的有机溶剂。也存在于鞣酸乳剂和洗剂中
椰油酰胺丙基甜菜碱 cocamidopropyl betaine	作为表面活性剂，存在于液体皂、洗发水、染发剂、淋浴和盆浴沐浴液。交叉变应原：椰油基甜菜碱
苯甲醇 benzyl alcohol	作为溶剂存在于照相显影剂、香水、染料、墨水、药物等。也作为防腐剂存在于注射液、双星明溶液和口服液中。交叉变应原：秘鲁香脂，安息香酊。可引起面部色素沉着

（续表）

超敏反应接触物	可 能 来 源
叔丁基氢醌 t-butyl hydroquinone	化妆品（如口红）中的抗氧化剂
十二烷酸盐 dodecyl gallate	作为抗氧化剂存在于化妆品,药物乳膏和乳液、多种脂肪,油和蜡。也用于食品例如人造黄油
夸特15 quaternium-15 （dowicil 200）	作为甲醛释放型防腐剂存在于护手霜、洗液、面霜、洗发水、乳胶漆、外用药剂、抛光剂、金属加工液、黏合剂,墨水等
月桂醇葡糖苷 lauryl glycoside	月桂醇葡糖苷是一种具有良好皮肤相容性和增黏性的十碳到十六碳非离子表面活性剂。因此,适合作为添加剂或辅助表面活性剂,存在于清洁型化妆品中,如洗发水等
松节油过氧化物 turpentine peroxides	存在于松节油中,用于印刷、蚀刻版画和绘画艺术中的溶剂或涂料。也存在于封蜡、冷却液、除臭剂、金属清洗剂、胶带、涂料、肥皂和沐浴液类的化妆品中。交叉变应原:菊花、除虫菊酯类。可引起气源性接触性皮炎

四、积极治疗原有疾病

湿疹既是一种独立的疾病,也可能是某些疾病的一种皮肤表现。能导致湿疹的疾病较多,例如感染性疾病:寄生虫感染,如肠蛔虫、蛲虫等;细菌性感染,如龋齿、牙槽脓肿、扁桃体炎、中耳炎、鼻窦炎、胆囊炎、胃炎等;病毒性感染,如乙型肝炎;真菌感染,如手足癣等。另外,糖尿病、甲亢、月经紊乱,甚至体内潜在的肿瘤等,都可能引起湿疹。因此,有效地诊断和治疗原有的疾病,有助于改善湿疹。

五、保持健康心态，增强身体抵抗力

慢性湿疹的发作和加重，与人的情绪或心理应激有一定的关系，良好的情绪可以使人体气机调和，血脉流畅，正气充沛，有利于疾病的康复，因此应保持开朗的情绪和健康的心态。另外，生活要有规律，如春、夏季应晚卧早起，秋季应早卧早起，冬季应早卧晚起等。在四季交替或气候急骤变化时，要尽量避免风、寒、暑、湿、燥、火等外邪侵袭，应做到"避之有时"。适当运动，如太极拳、散步、慢跑等，增强抵抗力，以适应外界环境的变化。

六、健康宣教

（1）积极需找过敏原，避免各种诱发因素，如接触过敏物质、感冒、胆囊炎、扁桃腺炎等。

（2）注意劳逸结合，避免过度劳累和精神紧张。

（3）嘱患者避免食用易致敏和刺激性食物，如海鲜、辣椒、酒、咖啡等。

（4）保持室内空气新鲜，温湿度适宜，避免种植花草、饲养宠物等。

（5）嘱患者宜穿棉质衣裤，尽量不穿化纤贴身内衣、皮毛制品等。保持皮肤清洁，避免搔抓皮肤、热水或碱性肥皂清洗皮肤。

（6）遵医嘱合理用药，不可滥用药物，以免加重病情。

（7）司机、高空作业者在工作期间禁用盐酸左西替利嗪、咪唑斯汀缓释片等抗过敏药物，以免因头晕、嗜睡而出现事故。

（8）患病期间，暂缓预防注射。

（9）定期至门诊复诊。

第九章

湿疹的诊疗指南及共识

第一节　湿疹诊疗指南（2011 年）

（中华医学会皮肤性病学分会免疫学组）

湿疹是由多种内外因素引起的一种具有明显渗出倾向的炎症性皮肤病，伴有明显瘙痒，易复发，严重影响患者的生活质量[1, 2]。本病是皮肤科常见病，我国一般人群患病率约为 7.5%，美国为 10.7%[3, 4]。

一、病因与发病机制

湿疹的病因目前尚不明确。机体内因包括免疫功能异常（如免疫失衡、免疫缺陷等）和系统性疾病（如内分泌疾病、营养障碍、慢性感染、肿瘤等）以及遗传性或获得性皮肤屏障功能障碍。外因，如环境或食品中的过敏原、刺激原、微生物、环境温度或相对湿度变化、日晒等均可以引发或加重湿疹。社会心理因素如紧张焦虑也可诱发或加重本病。

本病的发病机制尚不明确。目前多认为是机体内部因素如免疫功能异常、皮肤屏障功能障碍等基础上，由多种内外因素综合作用的结果。免疫性机制如变态反应和非免疫性机制如皮肤刺激均参与发病过程。微生物可以通过直接侵袭、超抗原作用或诱导免疫反应引发或加重湿疹[5]。

二、临床表现

湿疹临床表现可以分为急性、亚急性及慢性 3 期。急性期表现为红斑、水肿基础上粟粒大丘疹、丘疱疹、水疱、糜烂及渗出，病变中心往往较重，而逐渐向周围蔓延，外围又有散在丘疹、丘疱疹，故境界不清。亚急性期红肿和渗出减轻，糜烂面结痂、脱屑。慢性湿疹主要表现为粗糙肥厚、苔藓样变，可伴有色素改变，手足部湿疹可伴发甲改变。皮疹一般对称分布、常反复发作，自觉症状为瘙痒，甚至剧痒。

三、实验室检查

主要用于鉴别诊断和筛查可能病因，血常规检查可有嗜酸性细胞增多，还可有血清嗜酸性阳离子蛋白增高，部分患者有血清 IgE 增高，变应原检查有助于寻找可能的致敏原，斑贴试验有助于诊断接触性皮炎，真菌检查可鉴别浅部真菌病，疥虫检查可协助排除疥疮，血清免疫球蛋白检查可帮助鉴别具有湿疹皮炎皮损的先天性疾病，皮损细菌培养可帮助诊断继发细菌感染等，必要时应行皮肤组织病理学检查。

四、诊断和鉴别诊断

湿疹的诊断主要根据临床表现,结合必要的实验室检查或组织病理学检查。特殊类型的湿疹根据临床特点进行诊断,如干燥性湿疹、自身敏感性皮炎、钱币状湿疹等;非特异者可根据临床部位进行诊断,如手湿疹、小腿湿疹、肛周湿疹、乳房湿疹、阴囊湿疹、耳湿疹、眼睑湿疹等;泛发性湿疹指多部位同时发生的湿疹。湿疹严重程度可根据其面积和皮疹的特点进行评分[6]。

需与下列疾病鉴别:①应与其他各类病因和临床表现特异的皮炎相鉴别,如特应性皮炎、接触性皮炎、脂溢性皮炎、瘀积性皮炎、神经性皮炎等;②应与类似湿疹表现的疾病相鉴别,如浅部真菌病、疥疮、多形性日光疹、嗜酸性粒细胞增多综合征、培拉格病和皮肤淋巴瘤等;③与少见的具有湿疹样皮损的先天性疾病相鉴别,如 Wiskott-Aldrich 综合征、选择性 IgA 缺乏症、高 IgE 复发感染综合征等[7]。湿疹诊疗流程如图 9.1 所示。

五、治疗

主要目的是控制症状、减少复发、提高患者生活质量。治疗应从整体考虑,兼顾近期疗效和远期疗效,特别要注意治疗中的医疗安全。

1. 基础治疗

(1)患者教育:需要说明疾病的性质、可能转归、疾病对机体健康的影响、有无传染性、各种治疗方法的临床疗效及可能的不良反应等,指导患者寻找和避免环境中常见的变应原及刺激

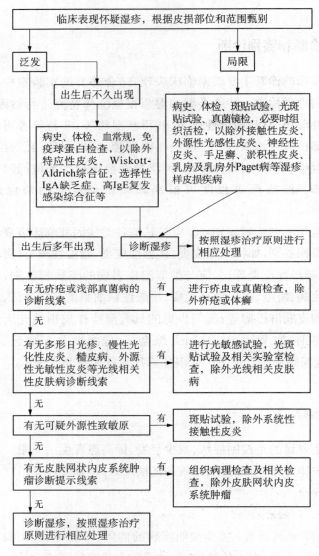

图 9.1　湿疹诊疗流程图

原,避免搔抓及过度清洗,对环境、饮食、使用防护用品、皮肤清洁方法等也应提出相应建议。

（2）避免诱发或加重因素:通过详细采集病史、细致体检、合理使用诊断试验,仔细查找各种可疑病因及诱发或加重因素,以达到去除病因、治疗的目的,如干燥性湿疹应治疗使皮肤干燥的因素,感染性湿疹应治疗原发感染等。

（3）保护皮肤屏障功能:湿疹患者皮肤屏障功能有破坏,易继发刺激性皮炎、感染及过敏而加重皮损,因此保护屏障功能非常重要。应选用对患者皮肤无刺激的治疗,预防并适时处理继发感染,对皮肤干燥的亚急性及慢性湿疹加用保湿剂。

2. 局部治疗

局部治疗是湿疹治疗的主要手段。应根据皮损分期选择合适的药物剂型。急性期无水疱、糜烂、渗出时,建议使用炉甘石洗剂、糖皮质激素乳膏或凝胶;大量渗出时应选择冷湿敷,如3%硼酸溶液、0.1%盐酸小檗碱溶液、0.1%依沙吖啶溶液等;有糜烂但渗出不多时可用氧化锌油剂。亚急性期皮损建议外用氧化锌糊剂、糖皮质激素乳膏。慢性期皮损建议外用糖皮质激素软膏、硬膏、乳剂或酊剂等,可合用保湿剂及角质松解剂,如20%～40%尿素软膏、5%～10%水杨酸软膏等。

外用糖皮质激素制剂依然是治疗湿疹的主要药物。初始治疗应该根据皮损的性质选择合适强度的糖皮质激素:轻度湿疹建议选择弱效糖皮质激素如氢化可的松、地塞米松乳膏;重度肥厚性皮损建议选择强效糖皮质激素如哈西奈德、卤米松乳膏;中度湿疹建议选择中效激素,如曲安奈德、糠酸莫米松等。儿童患者、面部及皮肤皱褶部位皮损一般弱效或中效糖皮质激素即有效。强效糖皮质激素连续应用一般不超过2周,以减少急性耐受及不良反应。钙调神经磷酸酶抑制剂如他克莫司软膏、吡美莫司乳膏对湿疹有治疗作用,且无糖皮质激素的不良反应,尤其适合头面部及间擦部位湿疹的治疗。细菌定植和感染往往可诱发或加重湿疹[8],因此抗菌药物也是外用治疗的重要方面。可选用各种抗菌药物的外用制剂,也可选用糖皮质激素和抗菌药物的复方制剂。其他外用药如焦油类、止痒剂、非类固醇消炎药外用制剂等,可以根据情况选择应用。

3. **系统治疗**

(1)抗组胺药:根据患者情况选择适当抗组胺药止痒抗炎。

(2)抗生素:对于伴有广泛感染者建议系统应用抗生素7~10天。

(3)维生素 C、葡萄糖酸钙等有一定抗过敏作用,可以用于急性发作或瘙痒明显者。

(4)糖皮质激素:一般不主张常规使用。但可用于病因明确、短期可以祛除病因的患者,如接触因素、药物因素引起者或自身敏感性皮炎等;对于严重水肿、泛发性皮疹、红皮病等为迅速控制症状也可以短期应用,但必须慎重,以免发生全身不良反应及病情反跳。

(5)免疫抑制剂:应当慎用,要严格掌握适应证。仅限于其他疗法无效、有糖皮质激素应用禁忌证的重症患者,或短期系统应用糖皮质激素病情得到明显缓解后、需减用或停用糖皮质激素时使用。

4. **物理治疗**

紫外线疗法包括 UVA(340~400nm)照射、UVA/UVB 照射及窄谱 UVB(310~315nm)照射,对慢性顽固性湿疹具有较好疗效。

5. 中医中药疗法

中药可以内治也可以外治,应根据病情辨证施治。中药提取物如复方甘草酸苷、雷公藤多苷等对某些患者有效。应注意中药也可导致严重不良反应,如过敏反应,肝、肾损害等。

6. 复诊及随访

本病易复发,建议患者定期复诊。急性湿疹患者最好在治疗后1周、亚急性患者在治疗后1~2周、慢性患者在治疗后2~4周复诊一次。复诊时评价疗效、病情变化、是否需进一步检查以及评价依从性等。对于反复发作、持续不愈的病例,要注意分析其原因。常见的原因有以下几种。

(1)刺激性因素:由于皮肤屏障功能的破坏,新的或弱刺激原甚至正常情况下无刺激性的物质也成为刺激原。注意治疗用药也可产生刺激。

(2)忽略接触过敏原:忽略了家庭中、职业及业余爱好中的某些接触过敏原。

(3)交叉过敏:注意仔细检查过敏原的交叉过敏原。

(4)继发过敏:注意避免对药物(尤其是肾上腺糖皮质激素)及化学物质(如手套中的橡胶乳)产生继发过敏。

(5)继发感染:皮肤屏障功能破坏,及肾上腺糖皮质激素等的应用,易引起继发细菌或真菌感染。

(6)不利因素:日光、炎热的环境、持续出汗,寒冷干燥均可使病情加重。

(7)全身因素:如糖尿病患者易瘙痒、继发皮肤感染等。

(主要执笔者:李邻峰、高兴华、顾恒、赵辨、张建中)

文献依据:

[1] Burton JL, Holden CA, Eczema, lichenification and prurigo//

Champion RH, Burton JL, Burns DA. Textbook of dermatology [M]. 6th ed, Vol. 3. Oxford: Blackwell Science, 1998: 629 - 667.

[2] 张学军. 皮肤性病学教师用书[M]. 北京: 人民卫生出版社, 2003.

[3] 路宵艳, 李邻峰, 尤艳明. 丽水市社区人群皮肤病流行病学调查及风险因素分析[J]. 中国麻风皮肤病杂志, 2008, 24(9): 692 - 694.

[4] Hanifin JM, Reed ML. Eczema prevalence and impact working group. A population-based survey of eczema prevalence in the United States [J]. Dermatitis, 2007, 18(2): 82 - 91.

[5] 李邻峰. 微生物变态反应与微生物性湿疹[J]. 岭南皮肤性病科杂志, 2009, 16(4): 211 - 212.

[6] 赵辨. 湿疹面积及严重度评分法[J]. 中华皮肤科杂志, 2004, 37(1): 3 - 4.

[7] World Health Organization. International Statistical Classification of Diseases. Dermatitis and eczema. 10th Revision (ICD - 10). Geneva: WHO, 1992.

[8] 弓娟琴, 林麟, 郝长, 等. 湿疹和特应性皮炎皮损处细菌定植情况及药物联合治疗的分析[J]. 中华皮肤科杂志, 2004, 37(9): 515 - 518.

第二节　外用中成药治疗湿疹皮炎的专家共识（2014 年）

（中国中西医结合学会皮肤性病专业委员会环境与职业性皮肤病学）

一、外用中成药在湿疹皮炎治疗中的作用

由于湿疹皮炎病因复杂, 许多患者不能明确病因, 容易复发, 需要长期维持治疗, 是采用中医药治疗的主要病种之一。在国际上, 中医属于补充和替代医学（complementary and alternative medicine）, 被认为是现代医学的补充, 欧美发达国家很多人乐于使用补充和替代医学[2-3]。当前治疗湿疹皮炎的主要外用药物是糖皮质激素, 其不良反应使多数患者不能坚持用药, 是皮炎湿疹复发率高的原因之一。外用中成药是否可以代

替糖皮质激素,提高疗效,改善湿疹预后,令人期待。目前,中成药治疗皮炎湿疹符合循证医学 A 级标准的研究文献不多[4]。外用中成药的机制研究也有报告。例如,李邻峰等对奇正青鹏软膏的实验研究发现,该药可以明显缓解变应性接触性皮炎、刺激性接触性皮炎和特应性皮炎小鼠模型的皮炎,纠正 Th1/Th2 失衡。

二、外用中成药的适应证

由于外用中成药无糖皮质激素长期应用的不良反应,适用于治疗各类湿疹皮炎:①对于轻度或中度的皮炎湿疹,体表面积＜10％的患者,可以单独外用中成药治疗;体表面积＞10％的患者,可以在系统用相应药物治疗的基础上,同时使用外用中成药;②对于肥厚性皮损应用糖皮质激素联合治疗或序贯治疗,以减少糖皮质激素用量,降低其不良反应,减少湿疹复发;③对于儿童、老人及皮肤柔嫩部位的皮炎,外用糖皮质激素可能更易发生不良反应,可以优先选用中成药。

三、外用中成药辨证施治

外用中成药治疗湿疹皮炎属于中医外治法,在临床应用时可以参照现代医学外用药使用原则,针对不同皮损分型、分期、部位采用不同性质及剂型的外用中成药治疗[9]。遵循中医理论进行辨证施治是否会提高疗效尚缺乏研究报道。

对于急性、亚急性及慢性湿疹的中医辨证用药建议如下。

(1)急性湿疹:皮损潮红、灼热,出现红斑、丘疹、斑丘疹、丘疱疹,合并或不合并渗出,证属湿热浸淫,治宜清热除湿、收敛止痒。皮损表现为潮红、红斑、丘疹、斑丘疹,无渗出者,以清热止痒类中药外涂或湿敷;皮损表现为丘疱疹、水疱、糜烂,渗出者,以清热燥湿止痒之溶液剂湿敷或冷湿敷,常用有止痒消炎水、复方黄柏液、甘霖洗剂等。

(2)亚急性湿疹:皮损潮红、瘙痒,有少量渗液,可见鳞屑。属湿蕴证,宜除湿止痒。皮损表现为少量渗出者,以清热收敛止痒的洗剂外搽或湿敷,常用有舒乐搽剂、儿肤康搽剂。皮损表现为潮红、鳞屑,无渗出者,以清热除湿,祛风止痒的洗剂、软膏先搽后涂,常用有舒乐搽剂、儿肤康搽剂、肤疾洗剂、青鹏软膏、除湿止痒软膏、消炎癣湿药膏、丹皮酚软膏、蚨黛软膏、冰黄肤乐软膏等。

(3)慢性湿疹:皮损肥厚粗糙,苔藓样变者,干燥、脱屑,血痂,属血虚风燥证。治宜清热、活血化瘀,润肤止痒。以清热、活血化瘀止痒的酊剂、软膏外用或封包,常用青鹏软膏、消炎癣湿药膏、冰黄肤乐软膏、蚨黛软膏等;皮损表现为皮肤干燥粗糙、有鳞屑者,以清热、润肤止痒的软膏外涂,常用青鹏软膏、冰黄肤乐软膏等。也可以先用清热溶液泡洗,使皮肤吸收水分后,再用清热、润肤的软膏。

四、外用中成药治疗湿疹皮炎的研究方向

应在以下诸方面开展进一步研究:①高水平的循证医学研究以评价药物临床疗效。应大力开展随机对照的临床研究;②在药效学研究上,除了研究单纯外用中成药的疗效外,也应该开展联合及序贯治疗研究;③目前缺乏外用中成药疗程的相关研究,在临床皮损消退后,参照西药的方法,在症状完全消失后在原皮损处再间断外用(每周2天)一段时间,是否也可以减少

复发,值得研究;④不同人群,如妇女、儿童、老年人使用中成药疗效有无差异,不同部位、性别、年龄的疗效差异均值得研究;⑤药物的安全性,包括局部不良反应及全身不良反应,均需要大样本研究;⑥应从多方面开展基础研究,如抗炎、调节免疫、调节T细胞平衡、保护及恢复皮肤屏障及抗菌、抗病毒等方面的研究。

(责任作者:李邻峰、刘巧、顾恒、刁庆春、温海)

文献依据:

[1] 中国中西医结合学会皮肤性病学分会环境与职业性皮肤病学组. 外用中成药治疗湿疹皮炎的专家共识(2012)[J]. 中华皮肤科学杂志, 2012,45(12):841-842.

[2] Fisher P, Ward A. Complementary medicine in Europe [J]. BMJ, 1994,309(6947):107-111.

[3] Eisenberg DM, Davis RB, Ettner SL, et al. Trends in alternative medicine use in the United States, 1990-1997: results of a follow-up national survey [J]. JAMA, 1998,280(18):1569-1575.

[4] 唐慧,杨勤萍,骆丹,等. 青鹏软膏治疗湿疹的随机、双盲、对照、多中心临床观察[J]. 中华皮肤科杂志,2011,44(12):838-841.

[5] 李圆圆,李邻峰. 青鹏软膏对小鼠特应性皮炎模型的影响及机制研究[J]. 中华皮肤科杂志,2013,46(1):24-28.

[6] 李圆圆,李邻峰. 青鹏软膏对小鼠实验性刺激性接触性皮炎的抑制作用及可能机制研究[J]. 中华皮肤科杂志,2012,45(9):650-654.

[7] Li YZ, Lu XY, Wei J, et al. Anti-inflammatory effect of qingpeng ointment in atopic dermatitis-like murine model [J]. Evid Based Complement Alternat Med, 2013,2013:907016.

[8] Li Y, Li LF. Topical application of a Chinese medicine, Qingpeng ointment, ameliorates 2, 4-dinitrofluorobenzene-induced allergic contact dermatitis in BALB/c mice [J]. Eur J Dermatol, 2013,23(6):803-806.

[9] 中国医师协会皮肤科医师分会中西医皮肤科亚专业委员会. 中药药浴在皮肤科应用专家共识(2013年)[J]. 中华皮肤科杂志,2013,46(12):914-916.

第三节 小儿湿疹局部用中药新药临床 试验设计与评价技术指南

（中华中医药学会儿科分会临床评价学组）

一、制定依据

根据《药物临床试验质量管理规范》(2003)[1]《药品注册管理办法》(2007)[2]《中药注册管理补充规定》(2008)[3]《ICH 药品注册的国际技术要求》[4]《中华人民共和国中医药行业标准·中医病证诊断疗效标准》(1995)[5]《中医儿科常见病诊疗指南》(2012)[6]《中药新药临床研究指导原则（试行）》(2002)[7]《中华人民共和国国家标准·中医临床诊疗术语》GB/T 13.20[8]制定本指南。

二、范围

本指南制订了湿疹局部临床试验的设计与评价技术操作要点，主要适用于小儿湿疹局部用中药品种的Ⅱ、Ⅲ期临床试验设计，也可为Ⅳ期临床试验及上市后有效性再评价研究的方案设计提供参考。

三、术语和定义

下列术语和定义适用于本文件。

1. 变态反应（allergy）

变态反应泛指Ⅰ、Ⅱ、Ⅲ型超敏反应，但现在一般指的是

Ⅰ型超敏反应[9]。

2. 异位性皮炎(atopic dermatitis)

异位性皮炎又称遗传过敏性湿疹、特应性皮炎,是与遗传和过敏体质密切相关的疾病。可以发生在任何年龄,包括婴儿期、幼儿期、儿童期及成人。家族中常有哮喘或过敏性鼻炎等病史。除皮炎症状外,常患其他变态反应性疾病,如哮喘、过敏性鼻炎、荨麻疹等。血清中可产生对花粉、真菌、昆虫、食物、细菌产物以及其他抗原的特异性 IgE 抗体。患儿对食物、尘螨、真菌孢子、小动物的皮毛或分泌物等过敏,血清中总 IgE 及周围血嗜酸性粒细胞增高,随着年龄增大,皮肤损害逐渐局限于四肢屈侧(肘窝、腋窝),伴剧烈瘙痒,反复不愈,直至儿童期,以至延续到成人期,表现出典型的异位性皮炎临床表现。在婴儿期,异位性皮炎其临床表现与婴儿湿疹非常相像,不易区别,因此一般用婴儿湿疹为统括[9]。

3. 接触性皮炎(contact dermatitis)

由于皮肤或黏膜直接接触了某些外界变应原物质后,在接触部位所发生的急性炎性反应[9]。

四、设计与评价技术要点

1. 研究背景

1)概述

湿疹(eczema)是由多种内外因素引起的与变态反应有密切关系伴轻重不等的瘙痒,多种形态的皮肤损害,时有渗出以及反复发作的特点。小儿时期以婴儿湿疹最为常见,其次是儿童湿疹。其中包括一部分异位性皮炎的小儿[9]。

湿疹为一传统病名。近年来,国内外许多作者将湿疹归属于接触性皮炎一类,甚至认为在以往称为"皮炎-湿疹"类疾病中,除去接触性皮炎和特应性皮炎,真正能称为湿疹的疾病并不多。然而,湿疹与接触性皮炎临床表现有明显不同之处,如接触性皮炎在病因去除后,病程可呈自限性,常迅速痊愈,而湿疹病因常不清楚,病程反复[10]。

局部治疗是湿疹治疗的主要手段。应根据皮损分期选择合适的药物剂型[11]。急性期一般采用 1％～3％硼酸溶液,或 0.1％呋喃西林溶液,或生理盐水等作开放式冷湿敷,每次 15～20 分钟,每日 2～3 次,湿敷面积不超过体表面积的 1/3,一般湿敷 2～3 天即可减轻,湿敷后外用 40％氧化锌油,有感染时外用 1％氯霉素氧化锌油。皮损无渗出时,除用上述溶液作洗外,可外用炉甘石洗剂、炉甘石呋喃西林洗剂、依沙吖啶(雷佛奴尔)氧化锌软膏或 40％氧化锌油等。亚急性期一般用 1％～3％硼酸溶液或生理盐水外洗,无渗出时同急性湿疹外用药及外用维生素 B_6 软膏、氧化锌糊剂,常配合少量短期外用皮质类固醇霜剂,如 0.5％～1％氢化可的松霜,0.1％17 - 丁酸氢化可的松霜,0.1％糠酸莫米松,或丙酸倍氯关松等。慢性期一般非激素软膏与激素软膏配合交替外用。可用中强效局部外用激素,但不宜封包,以防发生激素不良反应(ADR)及皮肤萎缩[9]。

2)品种的前期工作基础

综述品种药学、药效学、毒性、临床、文献(同类产品及药物组成)研究情况,尤其是对幼年动物和不同年龄段儿童的安全有效性情况,从中发现对本次临床试验有价值的信息,分析品种对人体的可能危险与受益。

2. 研究目标

1)研究计划

湿疹局部用药中药新药品种的开发,一般要经历有效性的探索和确证两个阶段,每个阶段都可能设计一个或多个临床试验。因此,制定研发策略,做好顶层设计,对于品种的成功开发都非常重要。治疗湿疹的局部用中药新药多属于第6、7、8类,必要时可按儿童、婴儿分别设计探索性试验。

2)试验目的与观察指标

湿疹局部用药一般针对皮肤局部表现(瘙痒和皮损),试验目的都是评价试验药物对患儿自觉症状(瘙痒)、体征(皮损面积、皮损形态)的有效性。湿疹严重程度可根据其面积和皮疹的特点进行评分[12]。疗效评价指标包括瘙痒症状、皮损面积、皮损程度(形态),以及中医证候、实验室检查等。同时,观察药物对局部皮肤和全身器官系统的安全性。

3. 试验总体设计

1)对照

湿疹局部用中药品种的临床研究一般采用安慰剂对照。也可选择或同时采用阳性药对照。中药阳性药应选择国家标准所收载的同类病证药物中经过严格临床试验验证、具有明确的安全有效性研究数据者。若针对靶皮损、以安慰剂为对照,可以采用自身配对对照设计。

2)随机与分层

建议采用区组(分段)随机法。儿童临床试验的分层因素主要是年龄,建议按照用药的年龄段进行分层随机设计,保证组间均衡。

3)盲法

为解决偏倚,原则上应采用双盲法,如试验药与对照药在规格与使用方法等不相同,可以考虑采用模拟技术。湿疹局部用药,双盲法一般难以实施。无法设计盲法者,应说明理由或拟采取的避免偏倚措施。采用自身配对对照设计的试验,可以实施双盲。

4）多中心

临床试验需要在多中心（至少 3 家）同期进行，具备地域代表性。

5）检验类型

根据试验阶段和对照药品的不同，可以选择差异性检验、优效检验或非劣效检验。

6）样本量估算

确证性试验需要估算有效性评价所需的样本量。样本量的估算，除了设定一二类错误的允许范围外，还要根据临床意义确定非劣效/优效界值；同时，需要该品种或其同类品种前期临床研究数据的支持。样本量的最终确定应结合《药品注册管理办法》和《中药注册管理补充规定》有关最小例数的规定[2—3]。

4. 诊断标准

1）西医诊断标准

（1）临床分类：根据《诸福棠实用儿科学》（第 7 版）[9]将湿疹分为婴儿湿疹和儿童期湿疹：①婴儿湿疹，是一种常见的、由内外因素引起的一种过敏性皮肤炎症。皮损以丘疱疹为主的多形性损害，有渗出倾向，反复发作，急、慢性期重叠交替，伴剧烈瘙痒，病因常常难以确定。②儿童期湿疹，是儿童时期所见湿疹，大多数属于干性，可由婴儿湿疹迁延、转化而来，也可在儿童期首次发病。

（2）诊断标准：建议采用赵辨主编的《临床皮肤病学》（第 3 版）[10]。①急性湿疹，皮疹为多数密集的粟粒大的小丘疹、丘疱疹或小水疱，基底潮红。由于搔抓，丘疹、丘疱疹或水疱顶端搔破后呈明显点状渗出及小糜烂面，浆液不断渗出，病变中心往往较重，而逐渐向周围蔓延，外围又有散在丘疹、丘疱疹，故境界不清。当合并有感染时,则炎症可更明显,并形成脓疱,脓液渗出或结黄绿色或污褐色痂,还可合并毛囊炎、疖、局部淋巴结炎等。②亚急性湿疹,当急性湿疹炎症减轻之后,或急性期未及时适当处理,拖延时间较久而发生亚急性湿疹。皮损以小丘疹、鳞屑和结痂为主,仅有少数丘疱疹或小水疱及糜烂,亦可有轻度浸润,自觉仍有剧烈瘙痒。③慢性湿疹,可因急性、亚急性反复发作不愈,而转为慢性湿疹,亦可一开始即呈现慢性炎症。表现为患部皮肤增厚、浸润,棕红色或带灰色,色素沉着,表面粗糙,覆以少许糠秕样鳞屑,或因抓破而结痂,个别患者有不同程度的苔藓样变,呈局限性,边缘亦较清楚,外围亦可有丘疹、丘疱疹散在,当急性发作时可有明显的渗出。自觉症状亦有明显的瘙痒,常呈阵发。在手、手指、足趾、足跟及关节等处,因皮肤失去正常弹性,加上活动较多,可产生皲裂而致皮损部有疼痛感。

2)中医辨证标准

建议参照《中医病证诊断疗效标准》(1995)[5]。

(1)湿热浸淫:主症包括发病急;皮损潮红灼热,渗液流汁;瘙痒无休。兼症包括身热,心烦,口渴,大便干,尿短赤。舌质红,苔薄白或黄,脉滑或数。具备主症+兼症两项,参考舌脉,即可辨证。

(2)脾虚湿蕴:主症包括发病较缓;皮损潮红,抓后糜烂渗出,可见鳞屑;瘙痒。兼症包括纳少,神疲,腹胀,便溏。舌质淡胖,苔白或腻,脉弦缓。具备主症+兼症两项,参考舌脉,即可辨证。

(3)血虚风燥:主症包括病久;皮损色暗或色素沉着,或皮损粗糙肥厚;剧痒。兼症包括口干不欲饮,食欲缺乏,腹胀。舌淡,苔白,脉细弦。具备主症+兼症两项,参考舌脉,即可辨证。

5. 受试儿童的选择

1）入选标准

（1）符合小儿湿疹西医诊断标准和中医辨证标准。

（2）年龄：入选患者年龄段应符合小儿湿疹的好发年龄范围，并根据试验目的确定合理的受试年龄，可以是婴儿期、儿童期，或两者共同入选。

（3）湿疹皮损面积：湿疹局部用药为观察其安全性，需要全身皮损均用药，皮损受累面积一般选择为体表面积的 5％～10％以内。应将最大皮损列为靶皮损，靶皮损面积及位置，一般确定在直径 2～10 厘米，位于四肢及躯干部。婴儿湿疹以面部为主，选择为靶皮损应慎重。

（4）对于局部用药物，一般以局限性湿疹患儿为观察对象。亚急性湿疹因具备病情不重、皮损渗出少等局部用药有利条件，常被选择为适应证。

（5）知情同意过程符合规定，法定代理人或与受试儿童共同签署知情同意书。

2）排除标准

（1）需使用系统给药或用强效糖皮质激素外用治疗的严重湿疹患者。

（2）皮损局部合并细菌、病毒或真菌感染者。

（3）1 个月内接受过糖皮质激素系统治疗、免疫抑制剂及紫外线照射者。

（4）两周内使用抗组胺药、局部外用糖皮质激素或其他外用有效药物者。

（5）如以糖皮质激素外用为对照，皮损主要分布于面部、皮肤皱褶部位者应排除。

（6）与湿疹、特应性皮炎相鉴别的疾病，如接触性皮炎、脂溢性皮炎、瘀积性皮炎、神经性皮炎、银屑病等[13]。

（7）合并严重心、肝、肾、消化及造血系统等严重基础病。

（8）对试验药物或其成分过敏。

（9）根据研究者的判断，具有降低入组可能性或使入组复杂化的其他病变或情况，如生活环境不稳定，交通不便等易造成失访的情况。

3）受试儿童退出（脱落）标准

（1）研究者决定退出：①出现过敏反应或严重不良事件，根据医生判断应停止试验者。②试验过程中，患者罹患其他疾病，影响疗效和安全性判断者。③受试儿童依从性差（试验用药依从性<80％，或>120％），或自动中途换药或加用本方案禁止使用的中西药物者，如糖皮质激素、抗组胺制剂、抗白三烯制剂、长效 β_2 受体激动剂、色甘酸钠等影响疗效评价者，则应退出研究。④各种原因的中途破盲病例。⑤用药后，患儿病情加重，或出现细菌感染的并发症等，研究者应决定患儿退出试验，有效性判断为无效。⑥随机化后，发现严重违反纳入标准或排除标准者。

（2）受试儿童自行退出：①无论何种原因，患者不愿意或不可能继续进行临床试验，向主管医生提出退出试验要求而中止试验者。②受试儿童虽未明确提出退出试验，但不再接受用药及检测而失访者。

4）临床试验的中止

这是，指临床试验尚未按计划结束，中途停止全部试验。试验中止的目的主要是为了保护受试儿童权益，保证试验质量，避免不必要的经济损失。

（1）申办者、研究者可以中止 1 项临床试验，但应阐明理由，并通知有关各方。伦理委员会可以终止或暂停已批准的临床试验。国家食品药品监督管理部门可以撤销药品临床研究批件。

（2）中止1项临床试验的理由：①试验中发生严重安全性问题。②试验中发现药物治疗效果较差,甚至无效,不具备临床价值。③试验中发现临床试验方案有重大失误,或者方案虽好,但在实施中发生严重偏差,难以评价药物疗效,应中止试验。④申办者基于其他原因中止试验。

5）结束全部临床试验的规定

除达到方案预先设定的结束临床试验条件外,一般而言完成计划中的最后1例病例随访,即标志1次临床试验的结束。

6. 给药方案

1）试验用药品规格、包装和标签的说明

试验药、对照药及其模拟剂应标注名称、剂型、规格、生产单位和批号。药品包装上所附标签应包括药物编号、临床研究批件号、药物名称、适应证、规格、用法用量、贮存条件、生产批号、有效期、药物供应单位、注意事项等内容,并标示"仅供临床研究用"字样。

2）试验用药品的随机编盲

生物统计学专业人员用统计软件模拟产生随机数字和相应的药品编码,然后按此编码将试验药和对照药进行分类编号、贴签。试验用药随机编码为受试儿童唯一识别码。每一编码药物配一应急信件,用于紧急破盲。监察员与研究者必须自始至终处于盲态。

应急信件须密封且有一次性易毁标签等措施,以明示其是否已被拆阅,并随相应编号的临床研究用药品发往各临床试验中心,由该中心负责保存,非必要时不得拆阅。如果拆阅,需注明拆阅者、主要研究者、药物临床试验机构有关负责人员、拆阅日期、原因等，并在《病例报告表(CRF)》中记录。试验结束后所有应急信件(包括已拆阅的)应退还申办单位。

3）试验用药品的登记与使用记录、递送、分发方式、退回或销毁及保存、储藏条件

与试验用药品采取由药剂科统一集中保存的模式，并设不直接参与临床试验的试验用药品管理员(每单位设 1 专人负责试验用药品的保存、发放、回收、记录和返还或追还)进行管理。受试儿童入选后，一般由试验用药品管理员按入选时间的先后顺序和由小到大的药品编号依次发放药物，及时填写《试验用药物使用和回收记录》。试验药物于用药开始时发放，并于最后复诊时回收剩余药物(或空盒)。全部试验结束后，由药品管理员负责将剩余药品集中返还申办单位，或按程序销毁，填写《试验用药销毁证明》存档。

建立试验用药品管理制度，设专柜保管试验用药品，并储藏在通风、干燥、温度适宜的场所，由试验用药品管理员进行统一管理。

4）试验用药品的清点

每次访视时，观察医生应清点患者接收、服用、剩余和归还的药品数量，并询问是否按时按量服药，有无遗失、漏服、少服等情况，及时记录于《研究病历》，并填写在 CRF 中，以用于临床用药依从性的判定。根据受试儿童的依从性，决定该患者是否继续参加临床试验。

5）用法用量

试验用药品的剂量、给药途径、给药方法和给药次数。

6）疗程

小儿湿疹为慢性病程，皮肤局部用药物，疗程一般 2～4 周，中药制剂建议选择 3～4 周。

7）合并用药的规定

皮肤局部用药物，一般不主张合并用药治疗。根据实际情况，如瘙痒程度较重，患儿常烦躁、哭闹不休，可适当给予镇静药物，但应注意评价合并用药对试验药物疗效和安全性的影响。

7. 安全性评价

1）试验用药品可能的不良反应

试验用药品可能的激素不良反应（ADR）可根据药物本身特点和前期研究基础，可参考临床前试验毒性及毒理试验结果和前期临床试验安全性结果，对可能的毒性靶器官或儿童针对性的安全性指标密切观察。

2）安全性评价指标及观察时点

除一般体检项目（体温、静息心率、呼吸、血压等）、血、尿、便常规，肝、肾功能[丙氨酸氨基转移酶（ALT）、天门冬氨酸氨基转移酶（AST）、总胆红素（TBIL）、谷氨酰转肽酶（GGT）、碱性磷酸酶（ALP）、血肌酐（Cr）、血尿素氮（BUN）]和心电图等安全性指标外，还应根据处方特点、临床前毒理试验结果、适应证特点等选择具有针对性的安全性评价指标。局部用药物应随时观察局部皮肤刺激症状。应该注意的是由于小儿皮肤薄嫩，体表面积相对较大，药物经皮吸收量较成人多，若使用时间过长，面积过大，则较成人更易通过全身吸收产生下丘脑垂体-肾上腺轴的抑制，即使弱效糖皮质激素长期应用于异位性皮炎也会出现生长阻抑现象[14, 15]。实验室指标一般在治疗前后 2 个时点检测。若因疾病痊愈而提前结束治疗，理化检查项目也可相应提前。

3）严重不良事件（SAE）的处理

在《研究病历》和 CRF 中设置"不良事件（AE）记录表"，要求研究者如实填写 AE 的发生时间、严重程度、持续时间、采取的措施和转归,判断 AE 与试验药物的关系。

不良事件与试验药物因果关系判断,采用卫生部药物不良反应监察中心制定的药品与 ADR 因果关系判断标准[16]。因果判断的有关指标,以及发生 AE 时,研究者采取的措施参见《小儿急性上呼吸道感染中药新药临床试验设计与评价技术指南》相关部分[17]。

4) 严重不良事件(SAE)的处理

与《小儿急性上呼吸道感染中药新药临床试验设计与评价技术指南》相应部分内容相同[17]。

5) 未缓解的不良事件

所有在疗程结束时尚未完全缓解的 AE,均应追踪观察至妥善解决或病情稳定。安全性检测指标如血、尿、便常规、肝肾功能等,若治疗后出现异常,对于可疑结果要及时复查,以排除检测误差。对于确实发生的异常检测结果进行因果分析,做出判断,并随访复查至恢复正常或治疗前水平。

8. 有效性评价

1) 基线指标

人口学资料、病程、病情、合并疾病及用药等。

2) 有效性观察指标与时点

(1) 靶皮损形态(包括红斑、丘疹/丘疱疹/水疱、糜烂、渗出/结痂/鳞屑、浸润)计分和,及其等级疗效,基线、中间访视点和疗程结束观测记录,评价疗效。

(2) 皮损面积(全身皮损、靶皮损),基线、中间访视点和疗程结束观测记录。

(3) 瘙痒疗效,基线、中间访视点和疗程结束记录,评价疗效。

(4) 中医证候疗效,疗程结束评价。

（5）单项中医证候疗效，疗程结束评价。

（6）随访4周内的靶皮损复发率，痊愈病例随访结束时评价。以靶皮损形态、皮损面积和瘙痒程度为主要评价指标。

3）症状体征分级量化

（1）皮损形态、面积与瘙痒（主症）的分级量化标准[18—19]如表9.1所示。

表9.1　靶皮损和瘙痒的分级量化标准

主症		正常	轻	中	重
靶皮损程度	红斑	无	淡红色	红色	深红色
	丘疹/丘疱疹/水疱	无	1～2/cm²	3～5/cm²	≥6/cm²
	糜烂	无	有少许糜烂	有较多糜烂	有很多糜烂
	渗出/结痂/鳞屑	无	渗出/结痂/鳞屑少许	渗出/结痂/鳞屑较多	渗出/结痂/鳞屑很多
	浸润/肥厚	无	皮损表面有细小或粗大丘疹	轻度浸润/肥厚	重度浸润/肥厚
全身皮损面积		无	0.5%～3%	3.5%～6%	6.5%～10%
瘙痒程度		无	瘙痒轻微，偶尔搔抓，不影响睡眠	瘙痒明显，时常搔抓，影响睡眠	剧烈瘙痒，搔抓严重，影响睡眠

（2）基于证候的症状体征分级量化（兼症）标准，参照《中医儿科常见病诊疗指南》（2012）制定和《中药新药临床研究指导原则（试行）》（2002）制定[6—7]，如表9.2所示。

表 9.2　基于证候的症状体征的分级量化标准

兼证	正常	轻	中	重
身热	诊前 24 小时最高腋温≤37.2℃	诊前 24 小时最高腋温37.3～37.9℃	诊前 24 小时最高腋温38～38.5℃	诊前 24 小时最高腋温≥38.5℃
心烦	无	偶尔哭闹	时有无故哭闹	昼夜烦躁哭闹
口渴	无	口微渴	口渴	口渴喜饮
大便干	无	大便头干	大便干,条状	大便干如球状,数日 1 次
尿短赤	无	尿色偏黄	尿量或次数减少,色黄	尿量或次数明显减少,色深黄
纳少	无	食量较正常量减少 1/3	食量较正常量减少 1/2	食量较正常量减少 2/3
神疲	无	精神不振,不影响活动	精神疲乏,喜抱	精神萎靡,嗜卧
腹胀	无	偶有,每周1～3 天	时有,每周4～6 天	经常,每天都有症状
便溏	无	溏便	稀水便	水样便
口干不欲饮	无	口微干	口干	口干不欲饮

4）疗效评价标准

建议参照《中药新药临床研究指导原则（试行）》（2002）制定[7]。

（1）靶皮损形态疗效判定标准：痊愈,靶皮损形态计分和减少率>90%；显效,靶皮损形态计分和减少率>70%～90%；有效,靶皮损形态计分和减少率>50%～70%；无效,靶皮损形态计分和减少率≤50%。

（2）全身皮损面积和靶皮损面积实测值。全身皮损面积测量方法：采用手掌测量面积法，每个手掌面积计1分，不足1个计0.5分。靶皮损面积测量方法：单位平方厘米特制透明板测量。

（3）瘙痒疗效判定标准：痊愈，完全不痒；显效，评分等级降低2级，但不为0；有效，评分等级降低1级，但不为0；无效，评分等级未下降或加重。

（4）中医证候疗效评价标准：临床痊愈，主症和兼症消失或基本消失，证候积分减少率≥95%；显效，主症和兼症明显改善，证候积分减少率≥70%，＜95%；有效，主症和兼症均有好转，证候积分减少率≥30%，＜70%；无效，主症和兼症均无明显改善，甚或加重，证候积分减少率＜30%。

9. 试验流程

1）导入期

一般无须设置。诊前用药者，也可以设置一定时间的药物洗脱期。

2）治疗观察期

本病疗程一般为3～4周，可每1～2周设1个观测时点。

3）随访期

根据试验目的确定。如需观察湿疹的复发率，可以对痊愈病例做有效性随访，时间一般为4周。

10. 数据管理和统计分析

与《小儿急性上呼吸道感染中药新药临床试验设计与评价技术指南》相应部分内容相同[17]。

11. 质量控制与保证

1）靶皮损照片的标准化操作流程（SOP）

根据纳入排除标准选择靶皮损，皮肤局部用药一般选择直径2～10厘米者，位于四肢及躯干部。

（1）使用数码照相机拍照。

（2）每张照片上应标记有关信息，包括：试验中心号、病例随机号、受试者的姓名首字拼音缩写及访视时点等，以便于识别。如"01中心001号 ZHSA 治疗前"。

（3）拍摄选择所观察的靶皮损部位，随访拍摄时选择同一部位进行，且相机的参数条件尽可能保持一致。

（4）拍摄时使用自动聚焦，并将病损区域放置在框架的中央。

（5）每次拍摄 2～3 张照片。

（6）所有照片必须以"＊．bmp"格式统一保存到移动存储介质（U 盘）中。

（7）保存文件命名要求：试验中心号、病例随机号、受试者的姓名、访视时点及序号。如"01001 治疗前 1"，是指 01 中心 001 号病例治疗前桌 1 张照片。

（8）拍摄时点：治疗前、治疗结束时、随访时。

2）试验前的研究者培训

（1）方案培训，尤其重视全身皮损/靶皮损面积的测量等。

（2）受试儿童脱落后，研究者采取积极措施（如登门、预约随访、电话、信件等）尽可能与受试儿童联系，询问理由、记录最后一次服药时间、完成所能完成的评估项目。

3）提高受试者依从性的措施

合理设置观察时点，尽量减少随访次数。

4）监察与稽查

与《小儿急性上呼吸道感染中药新药临床试验设计与评价技术指南》相应部分内容相同[17]。

5）受试者的依从性判定

在临床试验过程中，受试者的依从性主要是按规定用药，应使受试者及其家长充分理解按时服药的重要性,严格按规定用药,避免自行加用其他治疗方法。受试儿童的依从性判定一般采用药物计数法:试验用药依从性=实际应用量/方案要求应用量。

12. 试验相关的伦理学要求

该部分包括的 6 个小标题均与《小儿急性上呼吸道感染中药新药临床试验设计与评价技术指南》相应内容相同[17]。

(1)试验方案的伦理审查。

(2)风险-受益评估。

(3)受试儿童招募。

(4)受试儿童的医疗和保护与《小儿急性上呼吸道感染中药新药临床试验设计与评价技术指南》相应部分内容相同[17]。

(5)受试儿童隐私的保护。

(6)知情同意和知情同意书的签署。

13. 试验结束后的随访和医疗措施

试验结束后未痊愈者,按常规医疗措施继续治疗。如需要观察湿疹的复发率,选择痊愈病例,设置至少 1 个月的有效性随访。安全性随访一般随访至不良反应完全消失或病情稳定。

14. 试验总结与资料保存

与《小儿急性上呼吸道感染中药新药临床试验设计与评价技术指南》相应部分内容相同[17]。

15. 任务分配与预期进展

16. 各方承担的职责及其他有关规定

17. 申办者的名称和地址,进行试验的场所,研究者的姓名、资格和地址

主持本指南制定的专家:马融、胡思源、王有鹏、丛丽、李荣辉。

参与本指南审定的专家(以姓氏笔画为序):丁樱、马丙祥、

王俊宏、王雪峰、向希雄、刘虹、闫慧敏、孙远岭、孙轶秋、李新民、杨京华、肖和印、吴振起、何平、张伟、张葆青、陈永辉、周盈、郑健、顾明达、徐荣谦、高树彬、高修安、郭振武、常克、董幼祺、程燕、虞坚尔、熊磊、薛征、魏小维。

整理：张淳。

文献依据：

［1］国家食品药品监督管理局. 药物临床试验质量管理规范［EB/OL］. (2003－08－06)［2010－01－01］. http：//www. sda. gov. cn/WS01/CL0053/24473. html.

［2］国家食品药品监督管理局. 药品注册管理办法［EB/OL］. (2007－07－10)［2010－01－01］. http：//www. sda. gov. cn/WS01/CL0053/24529. html.

［3］国家食品药品监督管理局. 关于印发中药注册管理补充规定的通知［EB/OL］. (2008－01－07)［2010－01－01］. http：//www. sda. gov. cn/WS01/CL0844/27432. html.

［4］周海钧. ICH 药品注册的国际技术要求［M］. 北京：人民卫生出版社,2001.

［5］国家中医药管理局. 中华人民共和国中医药行业标准. 中医病证诊断疗效标准［M］. 南京：南京大学出版社,1995.

［6］中华中医药学会. 中医儿科常见病诊疗指南［M］. 北京：中国中医药出版社,2012.

［7］郑筱萸. 中药新药临床研究指导原则(试行)［M］. 北京：中国医药科技出版社,2002.

［8］朱文锋,王永炎,陈士奎,等. 中华人民共和国国家标准. 中医临床诊疗术语［M］. 北京：中国标准出版社,1997.

［9］胡亚美,江载芳. 诸福棠实用儿科学［M］. 7 版. 北京：人民卫生出版社,2002：642－645.

［10］赵辨. 临床皮肤病学［M］. 第 3 版. 南京：江苏科技出版社,2001.

［11］中华医学会皮肤性病学分会免疫学组. 湿疹诊疗指南［J］. 中华皮肤科杂志,2011,44(1)：5－7.

［12］赵辨. 湿疹面积及严重度评分法［J］. 中华皮肤科杂志,2004,37(1)：3－4.

［13］董景五. 疾病和有关健康问题的国际统计分类·第十次修订本(ICD-10)［M］. 2 版. 北京：人民卫生出版社,2008.

[14] Hams D W, Hunter A A. The use and abuse of 0.05 percent clobetasol propionate in dermatology [J]. Clin Dermatol, 1988, 6(4): 643 - 647.

[15] 唐曙,赵佩云. 合理选择和正确外用皮质类固醇激素治疗儿童皮肤病[J]. 中华皮肤科杂志,1997,30(5): 291 - 293.

[16] 李家泰. 临床毒理与药物评价[J]. 中国临床药理学杂志,1994,10(3): 184.

[17] 中华中医药学会儿科分会临床评价学组. 小儿急性上呼吸道感染中药新药临床试验设计与评价技术指南[J]. 药物评价研究,2015,38(1): 8 - 16.

[18] 黄岚,曾宪玉,段逸群,等 .0.05%卤米松乳膏治疗皮炎湿疹类皮肤病多中心、随机对照、开放研究[J]. 临床皮肤科杂志,2004,33(6): 276 - 278.

[19] 孙建方,郑志忠,顾军,等 .0.05%地奈德乳膏治疗湿疹的多中心随机双盲、对照研究[J]. 中华皮肤科杂志,2006,39(1): 26 - 28.

[20] 万苗坚、赖维,黄怀球,等. 倍他米松新霉素软膏治疗湿疹的随机、双盲、平行对照临床研究[J]. 中国新药与临床杂志,2006,25(7): 545 -547.

第四节　中西医结合系统药物治疗湿疹皮炎
类皮肤病专家共识（2015 版）

（中国中西医结合学会皮肤性病专业委员会环境与职业性皮肤病学组）

一、湿疹皮炎的分类诊断

湿疹(eczema)是病因不明,可能由多种内部或外部因素引起的一类炎症性皮肤病。临床上,凡是具备了瘙痒、红斑、丘疹、丘疱疹、水疱、糜烂、渗液、脱屑、苔藓样变、肥厚、皲裂等特点,有渗出及融合倾向的皮疹,均可先拟诊为湿疹。随着病情的发展或者是对疾病认识的深入,有些"湿疹"可能最终会诊断为某一特定的皮炎[1]。国际疾病分类(ICD)- 10 在皮炎与湿疹的章节中,包括了诸如,接触性皮炎、特应性皮炎、神经性皮炎等 20 多种疾病[2]。在临床工作中,建议按照《中国湿疹诊治指南(2011)》的诊断流程对湿疹皮炎进行分类诊断[3]。对于具备湿疹皮炎临床特点,又不能明确病因的患者(即 ICD‐10 中诊断为非特异性皮炎[2]),根据我国国情,临床上仍习惯地诊断为"湿疹"。

二、中西医结合系统药物治疗分类及评价

1. 西药

(1)抗组胺药及肥大细胞膜稳定剂:如西替利嗪、左西替利嗪、氯雷他定、酮替芬等,临床应用最广,多数学者认为有效,但是缺乏高等级循证医学证据证明其疗效,建议使用无镇静作用的第 2 代抗组胺类药物至症状消失;瘙痒剧烈者夜间加用有镇静作用的抗组胺药。

(2)抗生素:对于不并发细菌感染的湿疹,目前尚无足够证据证实抗生素治疗有效。对于伴有广泛细菌感染者,比如出现超过体表面积 30％的脓性渗出、脓疱及脓痂的患者,建议应用敏感抗生素 7～10 天。

(3)维生素 C、葡萄糖酸钙及硫代硫酸钠:有一定抗过敏作用,但缺乏循证医学证据证明其有效;适用于湿疹急性发作或红斑、肿胀、瘙痒明显的患者,疗程 1 周左右。

(4)糖皮质激素(简称激素):抗感染作用强,疗效好,但由于停药或减量过程中可能出现"反跳"及长期应用的不良反应,应慎用;适用于严重红肿、泛发性皮疹的患者,以迅速控制症状,疗程 1 周左右,待症状缓解后逐渐减量并停药;建议与激素替代药物,如复方甘草酸苷、雷公藤制剂或免疫抑制剂联合或交替应用。

(5)免疫抑制剂:多数说明书中没有治疗湿疹皮炎的适应

证;限于其他疗法无效、有激素应用禁忌证的重症患者,或激素治疗后病情得到明显缓解后需减量或停用激素时的替代治疗;推荐使用环孢素,无效或有禁忌证者可以选用吗替麦考酚酯,或使用甲氨蝶呤、环磷酰胺及硫唑嘌呤。此类药物应用中应特别注意骨髓、肝肾不良反应的监测。

(6) 免疫调节剂:种类很多,如,免疫核糖核酸、转移因子、胸腺素等可能具有调节 Th1/Th2 平衡的作用,但无治疗该类疾病的适应证,也缺乏足够循证医学证据证明其有效。

(7) 其他,如沙利度胺、利多卡因,对于治疗伴严重瘙痒的慢性湿疹有一定疗效。干扰素可增强 Th1 优势免疫,抑制 Th2 反应,对特应性皮炎急性期有一定疗效,对 Th1 优势的湿疹皮炎可能加重,不推荐使用。氯喹、羟氯喹对于有光敏感的湿疹有一定疗效。B 族维生素对于面部及阴囊湿疹有辅助治疗作用。阿维 A 可以用于治疗严重角化肥厚性湿疹,但目前均无临床适应证及循证医学证据证明其疗效。

2. 中药提取物

(1) 复方甘草酸苷,有些品牌有明确的湿疹皮炎适应证,适用于各类湿疹皮炎,有口服剂片剂、胶囊、静脉等多种制剂,口服剂型中胶囊剂吸收更好[4]。

(2) 雷公藤制剂:临床应用有效,但并非所有产品都有湿疹皮炎适应证。

(3) 其他:如白芍总苷、苦参素等,临床有效,但无湿疹皮炎适应证。

这些药物目前均缺乏高等级循证医学证据证明疗效。

3. 中成药

常用的药品很多,但多数缺乏高等级循证医学证据证明疗效。已有的报告多是小样本非双盲随机对照试验。

中成药可分为以下几类：

（1）养血润燥类：湿毒清胶囊有养血润燥，化湿解毒，祛风止痒之功效；润燥止痒胶囊[5—7]有养血滋阴、祛风止痒、润肠通便之功效；肤痒颗粒有祛风活血、除湿止痒之功效。

（2）清热燥湿类：百癣夏塔热片有清除异常黏液质、胆液质及败血、消肿止痒之功效；二妙丸[8]有燥湿清热之功效；苦参片有清热燥湿、杀虫之功效；黄柏胶囊有清热燥湿、泻火除蒸、解毒疗疮之功效；当归苦参丸[11]有凉血、祛湿之功效。

（3）祛风止痒类：祛风止痒口服液[12]有养血活血、清热利湿、祛风止痒之功；消风止痒颗粒[13]有消风清热、除湿止痒之功效。

（4）益气固表类：玉屏风颗粒有益气固表、疏风散表、祛风止痒之功效。

4. 中药汤剂

中医认为湿疹为素体禀赋不耐，复感风湿热邪，蕴结肌肤。病情反复迁延日久，耗气伤阴，至血虚风燥。根据患者临床表现，一般分 3 个证型：

（1）湿热浸淫证：相当于急性湿疹，方用龙胆泻肝汤加减[14—15]。

（2）脾虚湿蕴证：相当于亚急性湿疹，方用除湿胃苓汤或参苓白术散加减。

（3）血虚风燥证：相当于慢性湿疹，方用当归饮子或四物消风散加减。

三、系统用药推荐方案

1. 急性、亚急性期

（1）皮损面积＜30％的患者，可以外用药物配合抗组胺药、复方甘草酸苷等口服。

（2）皮损面积＞30％的患者，可以使用10％葡萄糖酸钙或硫代硫酸钠或复方甘草酸苷制剂静脉用药；严重患者短期应用激素，相当于泼尼松30～60毫克/天共1周；配合或交替使用复方甘草酸苷或雷公藤制剂或其他免疫抑制剂。激素停药后继续应用这些药物2周左右，酌情给予抗组胺药。或单纯使用雷公藤制剂、免疫抑制剂如环孢素等至病情缓解；有感染时应用抗生素；反复发作者可以试用免疫调节剂。

急性和亚急性湿疹一般辨证为湿热蕴结型和脾虚湿蕴型。湿热蕴结型可使用龙胆泻肝汤加减，适用的中成药包括龙胆泻肝丸、防风通圣丸、苦参片、黄柏胶囊、当归苦参丸等。脾虚湿蕴型使用除湿胃苓汤或参苓白术散加减，可选用中成药二妙丸、湿毒清胶囊等。使用中草药要恰当调整方药：皮损集中在头面或迅速弥漫全身者，加桑叶、菊花、蝉衣；皮损集中在双下肢者，加牛膝、黄柏、薏苡仁；瘙痒剧者，加地肤子、白鲜皮、白蒺藜；皮损有脓疱者，加野菊花、蒲公英、大青叶。皮损鲜红伴发热者，加栀子、丹皮、连翘；渗出多者，加车前子、猪苓、泽泻。

2. 慢性期

（1）皮损面积＜30％的患者，可以外用药物适当配合抗组胺药、复方甘草酸苷等口服；疗效不佳者可以短期加用雷公藤制剂或免疫抑制剂，控制病情后停药。

（2）皮损面积＞30％的患者，多数需要口服复方甘草酸苷、雷公藤制剂或免疫抑制剂、免疫调节剂、抗组胺药；不推荐激素。

中医辨证多为血虚风燥型，内服方药当归饮子或四物消风散加减。可根据情况灵活加减：如伴夜间瘙痒明显者，加珍珠母、夜交藤；伴口干心烦者，加玄参、生地、知母；病情顽固、皮损以暗红色斑块为主，加丹参、秦艽、乌梢蛇。中成药宜选乌蛇止痒丸、参苓白术丸、玉屏风颗粒、肤痒颗粒、祛风止痒口服液或润燥止痒胶囊等。配合药物湿敷、熏蒸等[16]。

四、注意事项

首先要明确湿疹皮炎的具体类型以便选择用药。要详细了解各种药物的适应证、禁忌证，密切注意可能发生的不良反应并监测。比如雷公藤制剂，除了常见的对血象和肝肾功能的影响外，对生育能力可能有不良影响，不建议用于有生育需求的患者。急性期使用的中成药或中药原则上病好即停，不宜久服，因其多含苦寒之品，对脾胃虚寒、大便溏泻者不宜应用；慢性期使用的中成药或中药疗程可稍长，一般1个月为1个疗程，如确需要延长服用，建议对血尿常规和肝肾功能进行监测。

五、总结

中西医结合系统治疗皮炎湿疹的药物很多，有广泛的应用前景，但高标准的循证医学证据比较缺乏，尤其是如何相互配合的研究更少。日后的工作中应加强此类研究，以选择优势中西医结合治疗方案。同时应进一步明确这些药物的疗效和安全性以及治理机制，有些中成药，如玉屏风颗粒可能具备免疫调节作用，临床价值值得进一步研究[17]。

参加制定本共识的专家包括（以姓氏笔画为序）：刁庆春（重庆市第一人民医院）、马琳（首都医科大学附属北京儿童医院）、王文慧（北京大学第三医院）、王德旭（潍坊医学院附属青岛市第八人民医院）、刘巧（海南省皮肤病医院）、刘玲玲（北京大学第一医院）、孙青（山东大学齐鲁医院）、孙仁山（第三军医大学大坪医院)、张锡宝(广州市皮肤病防治所)、李邻峰(首都医科大学附属北京友谊医院)、李铁男(沈阳市第七人民医院)、杨志波(湖南中医药大学第二附属医院)、杨洁(海南省皮肤病医院)、杨勤萍(复旦大学附属华山医院)、杨敏(北京医院)、陈达灿(广东省中医院)、郑礼宝(福州市皮肤病医院)、赵暕(首都医科大学附属北京友谊医院)、施辛(苏州大学附属第二医院)、施惠娟(宁夏医科大学总医院)、段逸群(武汉市第一医院)、柳曦光(黑龙江省医院)、骆丹(江苏省人民医院)、徐金华(复旦大学附属华山医院)、徐丽敏(天津市长征医院)、顾恒(中国医学科学院北京协和医学院皮肤病医院)、高兴华(中国医科大学附属第一医院)、袁小英(解放军空军总医院)、常建民(北京医院)、温海(上海长征医院)、路雪艳(北京大学第三医院)。

主要执笔者 李邻峰、刘巧、顾恒、温海。

文献依据：

［1］李邻峰.湿疹皮炎与皮肤过敏反应的诊断与治疗［M］.北京：北京大学医学出版社,2010：10‐11.

［2］World Health Organization. Dermatitis and eczema//International statistical classification of diseases, ICD‐10 version［Z］. Geneva：World Health Organization, 2015.

［3］中华医学会皮肤性病学分会免疫学组.中国湿疹诊治指南（2011）［J］.中华皮肤科杂志,2011,44(1)：5‐6.

［4］平其能,屠锡德,张钧寿,等.药剂学［M］.北京：人民卫生出版社,2013：533.

［5］程甘露.润燥止痒胶囊联合复方甘草酸苷治疗血虚风燥型湿疹30例临床观察［J］.中国皮肤性病学杂志,2013,27(1)：105‐107.

［6］杨柳依,李凯,曹煜,等.润燥止痒胶囊联合咪唑斯汀缓释片治疗慢性湿疹疗效观察［J］.中国皮肤性病学杂志,2009,23(9)：609‐610.

［7］钱昇.润燥止痒胶囊联合依巴斯汀治疗阴囊湿疹疗效观察［J］.中国麻风皮肤病杂志,2011,27(12)：895‐896.

［8］王楷,刘大华.二妙丸联合氟芬那酸丁酯软膏治疗女性外阴湿疹35

例[J].中国中西医结合皮肤性病学杂志,2012,11(2):115-115.

[9] 柳妮彤,张晓杰.化湿汤配合苦参片治疗小儿湿疹疗效观察[J].山西中医,2012,28(4):22-22.

[10] 桂凤淑,华锦辉.苦参片治疗湿疹76例疗效观察[J].临床和实验医学杂志,2007,6(10):151.

[11] 裴宇,万军,李龙学,等.当归苦参丸联合咪唑斯汀片治疗慢性湿疹临床疗效观察[J].长江大学学报(自然版),2011,8(4):165-167.

[12] 朱堂杰,瞿艳红.祛风止痒口服液治疗湿疹的疗效观察[J].临床合理用药杂志,2012,5(29):49.

[13] 王欣,王冰,王建国,等.消风止痒颗粒联合盐酸西替利嗪治疗皮炎湿疹的疗效观察[J].中国伤残医学,2013,21(6):218-219.

[14] 卢彦顺.加味龙胆泻肝汤治疗湿热浸淫型急性湿疹临床研究[J].中医学报,2011,26(7):888-889.

[15] 单敬文.龙胆泻肝汤治疗急性湿疹60例[J].光明中医,2013,28(1):87-88.

[16] 中国医师协会皮肤科医师分会中西医皮肤科亚专业委员会.中药药浴在皮肤科应用专家共识(2013)[J].中华皮肤科杂志,2013,46(21):914-916.

[17] 田庚元.中药免疫调节剂的研究和开发[J].中国新药杂志,1999,8(11):721-724.

第五节　规范外用糖皮质激素类药物专家共识

（中国中西医结合学会皮肤性病专业委员会环境与职业性皮肤病学组）

一、概念和分类

1. 概念

糖皮质激素类药物是人工合成的肾上腺糖皮质激素,属于类固醇激素类药物,又称为皮质类固醇。由于皮质类固醇包括性激素及维生素 D_3 的衍生物。因此,本文中使用糖皮质激素

（简称激素）这一名称[1]。

2. 作用强度分级

依据皮肤血管收缩试验等方法，外用糖皮质激素的作用强度可以分为许多级别。临床上常用的分级方法是 4 级分类法，将其分为超强效、强效、中效和弱效 4 类。激素的结构是决定其作用强度的主要因素，但浓度、剂型对其影响也较大[2—4]。复方制剂中加入的某些成分，比如，促渗剂氮酮或角质松解剂水杨酸等也会提高激素的强度。此外，激素的作用强度分级不一定都与临床疗效平行，比如，地奈德分级是弱效激素，但临床疗效和作用却与某些中效激素相当[5—6]。

超强效激素和强效激素适用于重度、肥厚性皮损。一般每周用药不应超过 50 g；连续用药不应超过 2～3 周；尽量不用于 <12 岁儿童；不应大面积长期使用；除非特别需要，一般不应在面部、乳房、阴部及皱褶部位使用[2—3]。国内外常用超强效激素包括，0.05% 丙酸氯倍他索凝胶、软膏、乳膏及泡沫剂；0.5% 醋酸双氟拉松软膏及 0.1% 氟轻松乳膏等。强效激素包括，0.1% 哈西奈德乳膏、软膏及溶液、0.1% 安西奈德软膏、0.05% 二丙酸倍他米松凝胶及软膏、0.5% 丙酸氯倍他索溶液（头皮剂）、0.025% 丙酸倍氯米松软膏、0.25% 去羟米松软膏剂及乳膏、0.05% 卤米松乳膏、0.05% 二丙酸倍他米松乳膏或软膏、0.1% 戊酸倍他米松乳膏、0.05% 醋酸氟轻松软膏、乳膏或凝胶及溶液、0.1% 糠酸莫米松软膏、0.005% 丙酸氟替卡松软膏、0.1% 曲安奈德软膏、0.5% 曲安奈德乳膏等。有的药品仍沿用"霜"，作为剂型的属性。

中效激素适合轻中度皮损，可以连续应用 4～6 周；年龄 <12 岁儿童连续使用尽量不超过 2 周；不应大面积长期使用[2，3]。常用中效激素有，0.1% 糠酸莫米松乳膏和洗剂、0.1% 丁酸氢化

可的松软膏、乳膏及洗剂、0.05％丙酸氟替卡松乳膏、0.1％曲安奈德乳膏及软膏、洗剂、0.12％戊酸倍他米松泡沫、0.025％氟轻松软膏及乳膏、0.2％戊酸氢化可的松乳膏、0.05％二丙酸倍他米松洗剂、0.1％戊酸倍他米松乳膏及洗剂、0.05％丁酸氯倍他松软膏等。

弱效激素适用于轻度及中度皮损（包括儿童皮肤病、面部和皮肤柔嫩部位），可以短时较大面积使用，必要时可以长期使用。常用弱效激素有，0.05％地奈德软膏、乳膏、凝胶、泡沫剂及洗剂、0.1％戊酸倍他米松洗剂、0.01％氟轻松乳膏及 0.05％氟轻松溶液、0.025％曲安奈德乳膏及水剂以及外用各种剂型的氢化可的松、泼尼松和地塞米松制剂如，0.5％醋酸氢化泼尼松软膏、0.05％醋酸地塞米松软膏、0.025％醋酸氟氢可的松软膏等。

3. 治疗指数与软性激素

治疗指数是用来评价外用糖皮质激素的疗效及全身不良反应的一个指标。治疗指数＝治疗 21 天后症状改善 75％～100％的患者数/下丘脑-垂体-肾上腺轴（HPA 轴）受抑制的患者数。治疗指数越高，全身吸收所造成的不良反应也越少。

软性激素是指激素全身吸收很少或者在皮肤内被吸收后能迅速地被分解代谢为无活性的降解产物，而局部却保留高度的活性，故对 HPA 轴抑制及其他全身不良反应大为减少，治疗指数大为提高。软性激素适合于老年人、婴幼儿及较大面积使用。国内现有的软性激素有糠酸莫米松及丙酸氟替卡松。需要注意的是，软性激素并不是衡量皮肤局部安全性的标准，提高外用激素安全性的关键，还是在症状可控的前提下，尽可能选择效能最低的激素制剂。

二、药理作用及不良反应

糖皮质激素有明确抗感染、抗过敏、抑制免疫及抗增生作用,也可能诱发或加重局部感染,如加重痤疮、疥疮,导致皮肤萎缩、毛细血管扩张、多毛、色素改变、激素依赖及反跳、口周皮炎、难辨认癣、难辨认毛囊炎、接触性皮炎、诱发溃疡、诱发毛囊炎或粟粒疹、脂肪或肌肉萎缩等不良反应。眼周使用可能引起眼压升高、青光眼、白内障、加重角膜、结膜病毒或细菌感染,严重者可以引起失明。全身长期大面积应用可能因吸收而造成 HPA 轴抑制、类库欣综合征、婴儿及儿童生长发育迟缓、血糖升高、致畸、矮小症等系统性不良反应。

三、适应证、禁忌证和外用前应注意的问题

1. 适应证

皮炎湿疹类皮肤病、红斑鳞屑性皮肤病、自身免疫性皮肤病、皮肤血管炎、非感染性肉芽肿、皮肤淋巴细胞浸润症、白癜风、斑秃、血管瘤、增生性瘢痕、皮肤 T 细胞淋巴瘤等。

2. 禁忌证

对糖皮质激素或其基质等成分过敏是绝对禁忌。各种皮肤感染,如,真菌、细菌、病毒等感染,酒渣鼻、痤疮、口周皮炎、皮肤溃疡等则为相对禁忌,必须评估风险和效益比,在充分控制原发病的基础上方可考虑使用。

3. 外用激素前应注意的问题

首先明确皮肤病的诊断是否正确;是否存在外用糖皮质激素的适应证及禁忌证;所选糖皮质激素的强度、剂型是否合适;

对拟用药物的作用、不良反应、使用方法、注意事项是否了解；能否在适当时间内控制病情；病情控制后能否很快减量直至停药。应向患者或家属交代用药的必要性、注意事项、可能发生的不良反应及防范方法。最后，必须注意，使用激素时不能忽视针对病因和诱发因素的检查和治疗。

四、使用方法及注意事项

1. 初始强度选择

皮肤病的种类和皮损的性质是选择外用激素需要考虑的首要因素。原则上是首先选择足够强度激素中的最小强度的激素，避免使用过强或强度不足的制剂。一般角化、苔藓化或肥厚的皮损以及盘状红斑狼疮、白癜风、斑秃、大疱性类天疱疮等疾病的皮损应首选强效激素；轻度的红斑、微小丘疹或脱屑性皮损，尤其是身体柔嫩部位的皮损首选弱效激素；其他皮炎、屈侧银屑病及红皮病可以选择中效激素。

2. 剂型选择

根据皮损性质及部位选择。软膏透气性差，润肤性强，适合肥厚、角化及脱屑性皮损，尤其是掌跖部位者，而不要用于面部等柔嫩部位的非肥厚、角化的皮损。乳膏及凝胶可用于包括急性、亚急性、慢性各种皮损。凝胶、洗剂及溶液剂更适合头皮及毛发浓密部位。酊剂及醑剂适合肥厚、苔藓化的皮损。过度肥厚的皮损激素可以封包以增加疗效。

3. 复方制剂及联合治疗

怀疑合并有细菌或真菌感染的皮损可以使用含相应抗微生物药物的复方制剂1～2周；斑块性银屑病可以使用含卡泊三醇或他扎罗汀的复方制剂；肥厚、角化皮损可使用含角质松解剂的复方制剂。

4. 使用方法和疗程

治疗开始时选择强度合适的激素连续应用,直至症状控制。皮炎湿疹类皮肤病多在 1～2 周内控制症状。如果使用 2 周后疗效不满意,除考虑所用的药物强度是否足够外,还应考虑诊断是否正确,是否去除了病因及诱因,是否合并感染,是否对所用激素过敏及患者依从性等原因,进行相应处理。待病情控制,即瘙痒和皮疹明显消退以后,再换用强度较初始激素强度低的激素维持一段时间或使用非激素制剂。对于某些病因已经去除的皮肤病,如,接触性皮炎可以停药,而其他慢性复发性疾病,如,慢性湿疹、特应性皮炎等在皮损明显消退后,可以选择下述维持治疗:

(1) 长疗程间歇疗法:可在皮损消退后,每周间歇使用 1～2 天,疗程半年左右,可有效减少复发。

(2) 序贯疗法:每日使用激素与非激素制剂各 1 次至皮损完全消退后,再使用非激素制剂间歇维持。

红斑鳞屑性皮肤病,如,银屑病非急性期通常采用序贯疗法,初始选用强效激素或激素与维生素 D_3 衍生物或维 A 酸联合用药或直接使用复方制剂应用 2～4 周,至皮损变平、症状控制后用非激素制剂维持治疗 2～3 个月。白癜风、斑秃等多需要应用强效或中强效激素 3 个月以上才能够见到疗效。皮肤血管炎、非感染性肉芽肿、皮肤淋巴细胞浸润症、增生性瘢痕、皮肤 T 细胞淋巴瘤等常需要长时间间歇性按需用药。

5. 用药次数

一般每天 1～2 次,使用次数不宜过多。

6. 药量

指尖单位(fingertip unit,FTU)指从一个 5 mm 内径的药

膏管中,挤出一段软膏,恰好达到由食指的指端至远端指间关节横线间的距离长度的药量,约为 0.5 克,可以供双侧手掌均匀涂抹一遍,据此可以推算相应皮损的用药量。

五、特殊人群及特殊部位用药

1. 妊娠或哺乳妇女

外用激素对人类胎儿发育影响尚不完全明确,妊娠期慎用。必须应用时,在取得患者同意后可以使用弱效、中效或软性激素[7]。妊娠早期勿用含氟激素。哺乳期勿在乳部应用。

2. 婴幼儿、儿童及老年人

由于皮肤薄,代谢及排泄功能差,大面积长期应用容易全身吸收产生系统不良反应,一般选择弱效或软性激素如糠酸莫米松。除非临床特别需要或药品特别说明,慎用强效及超强效激素。在婴儿尿布区不使用软膏(相当于封包会增加吸收)。多数激素没有明确的年龄限制,强效激素卤米松的说明书指出 2 岁以下儿童可以应用,但连续使用不应超过 7 天。

3. 皮肤柔嫩部位

如面部、眼周、颈部、腋窝、腹股沟、股内侧、阴部等部位皮肤薄,激素吸收率高,更容易产生表皮萎缩、萎缩纹、局部吸收及依赖/反跳综合征,应禁用强效、含氟的制剂。必须使用时,可以选地奈德制剂、糠酸莫米松凝胶或乳膏、丙酸氟替卡松乳膏、氢化可的松制剂等。一般湿疹皮炎用药 1~2 周,红斑鳞屑性皮肤病 2~3 周,其他斑秃、白癜风、红斑狼疮等可以适当延长。

4. 毛发浓密部位

如头皮,根据皮损的性质选择合适强度激素,剂型可选溶液、洗剂、凝胶。

六、不良反应的监测

应该主动对不良反应进行监测。建议强效、超强效激素每2周复诊检查1次,中效激素3~4周检查1次,弱效激素每4~6周检查1次,观察有无系统及局部不良反应。规范使用糖皮质激素相对是安全的。国外报告,每周2~3次(婴幼儿每月不超过15克,儿童不超过30克,青年及成年人60~90克)的长期维持治疗特应性皮炎,即使使用强效激素也未见明显局部及系统不良反应[8]。连续应用4周,随后4~8周按需使用钙泊三醇/二丙酸倍他米松软膏治疗体表面积15%~30%的银屑病患者未发现HPA轴抑制[9]。儿童使用0.1%丁酸氢化可的松乳膏每日3次或0.05%地奈德凝胶每日2次或丙酸氟替卡松洗剂每日2次连续使用4周也未出现HPA轴抑制[8]。

七、结语

本共识是在参考国内外文献的基础上,结合各位专家的经验多次讨论而成。现有证据表明,外用激素依然是治疗许多皮肤病的首选药物,规范应用可以明显提高疗效、减少不良反应并有效减少疾病复发。不必要的"恐惧"会明显降低疗效[10]。各级医师在激素应用过程中应不断总结经验,加强不良反应监测,逐步改进我国激素的使用规范。

参与共识起草专家名单(以姓氏笔画为序)刁庆春(重庆市第一人民医院);王文慧(北京大学第三医院);方红(浙江大学医学院附属第一医院);刘巧(海南省皮肤病医院);刘玲玲(北京大

学第一医院);刘岩(沈阳市第七人民医院);孙青(山东大学齐鲁医院);孙仁山(第三军医大学大坪医院);李邻峰(首都医科大学附属北京友谊医院);李宏毅(广东省中医院);李东宁(辽宁医学院第一附属医院);杨敏(北京医院);肖生祥(西安交通大学第二附属医院);陈崑(中国医学科学院北京协和医学院皮肤病医院);陈爱军(重庆医科大学第一附属医院);汤建萍(湖南省儿童医院);范瑞强(广东省中医院);郑礼宝(福州市皮肤病医院);赵暕(首都医科大学附属北京友谊医院);施辛(苏州大学附属第二医院);施惠娟(宁夏医科大学总医院);柳羲光(黑龙汪省医院);徐金华(复旦大学附属华山医院);郝飞(第三军医大学西南医院);郭庆(中山大学孙逸仙纪念医院);顾恒(中国医学科学院北京协和医学院皮肤病医院);顾军(上海长海医院);晋红中(中国医学科学院北京协和医学院北京协和医院);袁小英(解放军空军总医院);常建民(北京医院);温海(上海长征医院);赖维(中山大学附属第三医院);路雪艳(北京大学第三医院)。

主要执笔者:李邻峰、顾恒、温海。

文献依据:

[1] 赵辨. 中国临床皮肤病学[M]. 南京:江苏科技出版社,2009:217-240.

[2] Warner MR, Camisa C. Topical corticosteroids. In: Wolverton SE. eds. Comprehesive dermatologic therapy, third edition [M]. Edinburgh: Saunders Elsevier, 2013: 487-504.

[3] 李林峰. 肾上腺糖皮质激素类药物在皮肤科的应用[M]. 北京:北京大学医学出版社,2004:57-66.

[4] 郑志忠. 外用糖皮质激素效能分级的临床意义[J]. 中华皮肤科杂志,2007,40(9):583-584.

[5] 任小丽,陈晋广,胡雅玉,等. 地奈德乳膏治疗湿疹皮炎疗效观察[J]. 中华皮肤科杂志,2009,42(2):147.

[6] 彭振辉,潘敏,任建文. 0.05%地奈德乳膏治疗三种常见皮肤病的疗

效观察[J].中国皮肤性病学杂志,2009,23(1):63-64.

[7] Chi CC, Kirtschig G, Aberer W, et al. Evidence-based (S3) guideline on topical corticosteroids in pregnancy [J]. Br J Dermatol, 2011,165(5):943-952.

[8] Darsow U, Wollenberg A, Simon D, et al. ETFAD/EADV eczema task force 2009 position paper on diagnosis and treatment of atopic dermatitis [J]. JEADV, 2010,24:317-328.

[9] Fleming C, Ganslandt C, Leese GP. Short-and long-term safety assessment of a two-compound ointment containing calcipotriene/ betamethasone dipropionate (Taclonex/Daivobet/Dovobet ointment): hypothalamic-pituitary-adrenal axis function in patients with psoriasis vulgaris [J]. J Drugs Dermatol, 2010,9(8):969-974.

[10] 乔建军,方红.正确外用糖皮质激素[J].国际皮肤性病学杂志,2009, 35(6):359-360.

第六节　FTU外用糖皮质激素的剂量使用指南

外用药疗法是皮肤病治疗中最常用的疗法之一,而糖皮质激素具有抗炎、止痒的功效,故常外用于治疗皮炎湿疹类疾病或其他皮肤病。但外用糖皮质激素会透皮吸收,因此可能会产生皮肤萎缩、毛细血管扩张、高血压、骨质疏松等一系列的外在或内在的不良反应,故外用糖皮质激素的剂量掌控尤为重要。既往皮肤病治疗缺乏统一标准,医生往往通过经验告诉患者如何掌握剂量,缺乏科学性和可操作性。如果医生没有给出一个足疗程的外用糖皮质激素制剂方案,那么患者可能会因为用药后未达到预期疗效而自觉疾病无法治愈或认为医生的疗法不好;如果医生给出的药量大大超过了预期疗效所需要的剂量,那么就造成药物浪费,甚至还可能会因剩余药退费而引发医疗纠纷。在这种情况下,1991年Long等[1—3]

提出了"指尖单位"这一概念,为皮肤科医生告知患者如何正确掌握糖皮质激素外用制剂使用剂量上提供了一个可行性使用指南。

FTU(Fingertip units),中文译为"指尖单位"。Long[4] 等将一个 FTU 定义为管口直径 5 mm 的标准外用药膏管中挤出的可以覆盖从食指远端指节皱褶处到食指尖的软膏剂量(见图 9.1)。1 个 FTU 约重 0.5 g,继而作者为了操作的方便性,又将既往烧伤科常用的"手面积"的概念引入并与 FTU 对应使用,即以手的面积来估计皮肤病患者皮损面积,进而估算出所需药膏量。手的单面面积被定义为 1 个手面积,约为 1%体表面积,即 1 个手面积=1%体表面积,因此,2%的体表面积(2 个手面积)需要 1 个指尖单位来覆盖,继而 1 个手面积的皮肤表面需要 0.5 个 FTU 或 0.25 g 软膏。而 4 个手面积等于 2 个 FTU 或 1 g软膏,即 4 个手面积 = 2FTU = 1g。人体不同年龄段、不同部位有不同的 FTU 值(见图 9.2)。成年男性的 1FTU = 0.5 g,成人女性的 1FTU = 0.4 g,而 4 岁儿童的 1FTU 大约为成年男性 1 个 FTU 的 1/3 量,6 个月至 1 岁婴儿的 1 个 FTU 约为成年男性 1 个 FTU 的 1/4 量。以成年男性食指末节为标准,单手 = 1FTU,单上肢 = 3FTU,单足 = 2FTU,单腿 = 6FTU,面颈部 =2.5FTU,躯干前后(包括臀部) = 14FTU,全身 = 40FTU。Schlagel 等[3] 研究认为 1 g 霜剂可以覆盖 100 cm² 的皮肤,一个平均身高的成人全身皮肤表面可以被 20 ~ 30 g 左右软膏所覆盖。

那么,在实际操作中该如何计算糖皮质激素外用激素的使用剂量呢?我们举例说明。例如治疗一个皮损面积为 8 个成人手面积的患者,每次使用的药膏剂量应为 4 个 FTU,即 2 g。如果每日外用 1 次,一支 30 g 的药膏大约可以使用 15 天,如果每

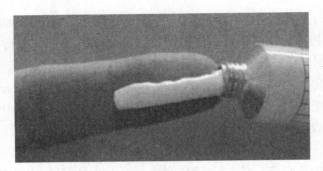

图9.1　一个 FTU 剂量示意图

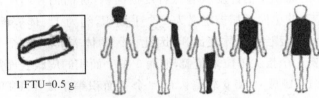

1 FTU=0.5 g

Number of finger tip units(FTUs)

年龄	面颈	上肢	下肢	躯干前部	躯干后部
成人	2%	4	8	7	7
3~6岁	1	1	1%	1	1%
1~2岁	1%	1%	2	2	3
3~5岁	1%	2	3	3	3%
6~10岁	2	2%	4%	3%	5

图9.2　成年男性躯干部及臀部代表面积 FTU 值

日外用2次,那么同样一支药膏只能使用1周。一个成年女性每日使用1次,将药膏涂于双上肢,其用量为每天 2.4 g(2 上肢 ×3FTU×0.4 g),每周使用16.8 g(7×2.4 g),一支30 g 能使用2周;但如其每天使用2次(4.8 g/d),这支药膏则为不足1周(每周 33.6 g)的量。再如一个成年男性每天使用1次药膏涂于双手双足,每天使用大约(2 足 ×2FTU＋2 手 ×1FT U)×0.5 g＝3.0 g,一周用量为21 g,一支50 g 的药膏可以使用2周半。

　　虽然 FTU 是针对糖皮质激素外用制剂提出的概念,但对皮肤科医生应用非糖皮质激素的外用制剂也有一定指导作用。如用于治疗银屑病的卡泊三醇乳膏(15 克/支)就有用量上限制,说明书上规定每周用量不能超过 100 g,即每天平均用量不能超过 14 g,根据 4 个手面积 = 2FTU = 1 g 这个公式,我们可以知道每日用量不超过 28 个 FTU 或全身面积的 56%。即一支卡泊三醇乳膏足以涂布占全身面积 50% 的皮损区。再如一个男性股癣患者,其两股内侧皮损区合计约为 2 个手面积大小,予抗真菌制剂(10 克／支)外用 2 次／天,则其 1 周的用量约为 lFTU×0.5 g×2 次×7d = 7 g,2 周和 4 周的用量分别为 14 g和 28 g,即如予患者 2 周药量,2 支足够;如予患者 4 周药量,3 支足够。此外,一些需要全身用药的疾病如疥疮,我们也可以大致算出其足疗程的外用药量。假如我们给予一名成人疥疮患者克罗米通乳膏治疗(10 克／支),1 次／天,3 天一个疗程,共用 2 个疗程,则其总的用量为 40FTU×0.5 g×3d×2×1 次/d÷10 g = 12 支,即此患者的外用药量至少需要 12 支。另外,一些湿疹患者或干性肌肤的人需要用保湿剂时,也可以依据 FTU 来计算出所需保湿剂的基本处方量。

　　综上,FTU 为皮肤科医生正确掌握糖皮质激素外用制剂使用剂量提供了一个可行性的实用指南。推而广之,FTU 也可以成为皮肤科医生判断外用药大致用量的一个"度量计"。

(邹先彪)

文献依据:

[1] Long CC, Finlay AY. The finger-tip unit-a new practical measure [J]. Clin ExpDermatol, 1991,16(6): 444 - 447.

[2] Long CC, Averill RW. The rule of hand: 4 hand areas—2 FTU=1g [J]. Arch Dermatol, 1992,128(8): 1129 - 1130.

[3] Schlagel CA, Sanborn ED. The weights of topical preparations required for total and partial body inunction [J]. J Invest Dermatol, 1964,42(3): 252.

[4] Long CC, Mills CM, Finlay AY. A practical guide to topical therapy in children [J]. Br J Dermatol, 1998,138(2): 293-296.

第七节　斑贴试验临床应用专家共识

（中国医师协会皮肤性病学分会过敏与临床免疫专业委员会）

斑贴试验在临床上应用有 100 多年的历史,对协助诊断接触性皮炎,检测接触性变应原的可靠性已经在临床上得到了充分证明。在欧美等发达国家,斑贴试验技术是皮肤科医师须具备的基本技能之一。我国目前斑贴试验技术虽然也有一定发展和应用,但与发达国家相比还有很大差距,许多医生对斑贴试验的原理、适应证、禁忌证、操作方法、注意事项、结果判读、结果解释、如何选择待测变应原等问题还不完全清楚。有鉴于此,中国医师协会皮肤性病学分会过敏与临床免疫专业委员会联合国内部分专家制定本共识。

近年来,斑贴试验有了很多进展,限于篇幅,本共识不包括:①使用光变应原在可疑光变态反应患者进行的光斑贴试验;②使用药物对可疑药物变态反应患者进行的药物斑贴试验;③使用大分子变应原在特应性体质者进行的特应性斑贴试验。

一、斑贴试验的原理

将小量接触性变应原直接接触皮肤一段时间后,观察是否在局部诱发一个轻度的接触性皮炎,从而判断患者是否对所测试的变应原接触过敏。主要用于迟发型变态反应(Ⅳ型变态反应)的病因诊断,确定引起迟发型接触性变态反应的变应原[1]。

斑贴试验属于皮肤激发试验,如果测试的变应原对皮肤有刺激,同样可以诱发出刺激性皮炎,因此,斑贴试验应该尽可能避免刺激性反应。首先,尽量选择市场销售成熟的变应原进行测试。对于患者自己带来的物质必须熟悉其理化性质,已知有刺激性的物质,如酸、碱、盐及腐蚀性物质不要直接进行测试[2]。其次,即使是市场上销售的变应原,由于测试时间及皮肤状态等因素的影响也会出现刺激性反应。比如,夏季高温、潮湿的环境、多汗、皮肤柔嫩者或者是特应性皮炎患者容易出现刺激性反应,必须注意与真正的过敏反应相鉴别。同样,由于斑贴试验是皮肤激发试验,可以引起如接触性荨麻疹甚至全身严重过敏反应的速发型接触性反应,有此类病史的患者不要使用可能引起速发型变态反应的变应原进行斑贴试验[3]。

二、适应证和禁忌证

(1)适应证:斑贴试验适合于临床上所有怀疑存在接触变应原引起的接触性过敏的检测,包括[4]:①变应性接触性皮炎,皮炎湿疹患者有明确接触史提示可能是变应性接触性皮炎的患者;②特应性皮炎患者;③各类湿疹皮炎尤其是脂溢性皮炎、瘀积性皮炎等有急性发作史者;④接触性皮炎综合征(系统性接触性皮炎):表现为手足无规律的水疱性湿疹、猴狲综合征样发疹或泛发性湿疹[5];⑤虽无明确接触史,但发生在特殊部位的皮炎,如,手部、面部、颈部等暴露部位的皮炎湿疹;⑥瘀积性皮炎、慢性湿疹及其他慢性复发性皮肤病怀疑有继发性外用药物接触过敏时;⑦需要鉴别变应性接触性皮炎与刺激性接触性皮炎时;⑧药物性皮炎、食物过敏等怀疑是迟发型变态反应引起时(此时应该分别实施药物性斑贴试验及特应性斑贴试验)。

(2)禁忌证:①已知对测试的变应原过敏,比如,已知对对苯二胺过敏的染发皮炎患者不应再测试对苯二胺;青霉素皮试阳性的患者不应测试青霉素;②由于对妊娠和哺乳的影响不明确,孕妇和哺乳期妇女不能进行斑贴试验;③有速发型接触性反应,如,接触性荨麻疹,尤其是全身严重过敏反应(过敏症)的患者不能进行可疑变应原斑贴试验;④已知对皮肤有毒、有害、有明显刺激性的物质,如,酸、碱、盐、腐蚀性化学物质等不能直接进行斑贴试验;⑤对无行为控制能力的患者或不能保证斑贴试验条件的患者不能实施斑贴试验。

三、变应原

斑贴试验测试的变应原除了特应性斑贴试验中所用的是大分子物质外,多数是小分子化学物质,广泛存在于我们的生产和生活环境中,如衣物、首饰、居家用品、洗浴用品、生产材料、劳动工具、化妆品、药品、食品及添加剂等中。目前,国际上已经确定了4 000多种变应原[6]。斑贴试验应根据患者的病史,尤其是接触史、体检、临床特点、环境及职业暴露等因素选择相应的变应原系列进行测试。过敏原检测的种类越多,针对性越强,检测结果越好。

除了作市售变应原斑贴试验外,必要时,还需要对患者自带的直接接触物品进行试验。比如化妆品、食物、衣物等,方法详见有关文献[7]。注意:有机溶剂、汽油、肥皂或洗涤剂等有刺激性的物质不宜直接进行斑贴试验[7]。

四、测试系统和操作步骤

斑贴试验的测试系统分为分离系统及直接用系统两类。分离系统由斑试器和变应原组成。惰性材料的斑试器有助于减少斑试器对变应原理化性质的影响；方形的斑试器有助于区别刺激性反应，当反应呈边界清楚的明显方形时多提示为刺激性反应。直接用系统将斑试器及变应原一体化，变应原直接包被于一种聚酯薄膜上，并黏附于胶带上，外敷遮盖层保护。测试时，只需把遮盖层揭掉，直接敷贴即可。

操作步骤：先将变应原从注射器或小瓶内挤出，置于斑试器内。液体变应原则需预先在斑试器内放置滤纸片，然后滴加变应原。所加量以能接触到皮肤又不溢出斑试器为度。变应原加好后将斑试器敷贴于受试者皮肤上，用标记笔做好标记。敷贴48小时[8]。测试部位首选上背部，以上背部脊柱两侧部位最佳，也可以选上臂外侧。下背部和前臂屈侧皮肤由于吸收能力差，易致假阴性，不宜进行斑贴试验[8]。试验应在完好的皮肤上进行。局部皮肤有创伤、炎症或其他皮肤病时不宜进行斑贴试验。

五、结果判读

1. 判读时间

敷贴48小时后除去测试物，0.5小时后进行第1次判读。在去除受试物后72～96小时进行第2次判读。综合2次结果判断最后结果。如果只能判读1次，可以让患者在敷贴48小时后自行去除测试物,24 小时后就诊判读结果。此方法虽然较为方便,但是不能观察某些反应随时间的变化,鉴别刺激性反应。刺激性反应多在去除变应原后呈快速消退的趋势,而变态反应多在敷贴后 2~4 天加重,然后逐渐消退。超过 6 天出现的阳性反应为延迟性反应。如果在敷贴后 7 天再观察 1 次,可以多发现 10%的阳性反应。有些变应原,如,新霉素、糖皮质激素容易引起延迟性反应,因此,应在试验的第 7 天再次判读[9]。

2. 判读标准

根据国际接触性皮炎研究小组(ICDRG)的推荐,斑贴试验结果判读标准如表 9.3 所示[10]。

表 9.3　国际接触性皮炎研究小组推荐的斑贴试验结果记录方法[8]

结果判读代号	含义	皮肤表现
—	阴性	正常
±	可疑	仅有轻度红斑
+	弱阳性	红斑、浸润,可有少量丘疹
++	强阳性	红斑、浸润、丘疹、水疱
+++	极强阳性	红斑、浸润明显,出现水疱、大疱
IR	刺激反应	
NT	未试验	

注:1R:刺激反应(irritant reaction);NT:未试验(not tested)

3. 刺激反应与变态反应的鉴别

判读时必须注意鉴别刺激反应。变态反应一般为可触及的(隆起性)红斑,重者可以有水疱或大疱,边界不清。皮疹可以扩展至斑试器外,甚至沿淋巴管扩展呈细红线状,瘙痒明显。皮疹在去除测试物以后仍然可能加重,然后逐渐消退,持续数天。刺激性反应可以与变态反应表现完全相同。特征性的反应包括：①表皮起皱,出现皱纹纸样外观;②干燥、脱屑;③孤立散在的丘疹;④色素性紫癜样改变;⑤边界非常清楚的红斑,比如使用方形斑试器时红斑呈边界清楚的方形,而过敏反应多呈圆形,可以扩展至斑试器外;⑥脓疱;⑦坏死或溃疡;⑧少见瘙痒,可有痛感及烧灼感;⑨皮疹在去除测试物后一般不会继续加重,至第 4 天多消退[11]。

六、注意事项

(1) 在皮炎急性期不宜作斑贴试验,以免发生泛发性皮炎;清洁测试区皮肤;变应原与皮肤敷贴紧密。

(2) 停用可能影响试验的药物:①糖皮质激素:无论口服或在斑贴试验部位外用均可导致假阴性结果;一般系统用药应停药 2 周以上,外用停用 1 周以上。由于糖皮质激素种类多,作用持续时间差异较大,故停用时间还应根据具体药物灵活掌握。②抗组胺药:对本试验的影响尚有争议,我国有研究显示,每天口服 10 mg 氯雷他定不影响斑贴试验结果,提示测试时不必停药[12];但多数学者依然建议停药 3 天以上。③免疫抑制剂:系统用药及局部外用可抑制本反应,建议系统用药停药 2 周以上。外用药则停用 1 周以上。④中药及中药提取物:具有免疫抑制作用的中药及中药提取物如雷公藤制剂较多,建议系统用药停用 2 周以上,外用停用 1 周以上。

(3) 紫外线光疗、日光或其他放射线照射均可抑制本反应,故紫外线光疗、放疗及曝晒后 4 周内不宜作斑贴试验。

(4) 注意测试期间不要清洗、搔抓敷贴部位,勿作剧烈运动,减少出汗,减少日光照射等。如果斑贴试验处皮肤反应强烈尤其是有疼痛或烧灼感,要及时去除斑试物。

（5）斑贴试验结果判读应由经过专门训练的医师进行，并负责患者的进一步指导。

七、并发症

斑贴试验较为安全，少见并发症包括：①接触性致敏：指在斑贴试验阴性结果后 10～20 天，在试验部位出现阳性反应，此时重复斑贴试验往往阳性。②暴发性反应：指斑贴试验过程中原有皮肤病复发或加重。③其他：使用患者自带物测试时，测试物选择及配制不当试验部位可能出现脓疱、溃疡、坏死、色素沉着或色素减退、瘢痕、肉芽肿及继发感染等。使用标准变应原，严格按照规范操作可以减少并发症。

八、结果解释

试验结果的合理解释是斑贴试验的关键。阴性结果只说明患者当前对所测变应原无接触过敏。由于目前用于检测的变应原数量有限，全阴性结果尚不能完全排除变应性接触性皮炎；出现阳性结果可能是现有皮肤病的病因或加重因素，也可能是既往接触性皮炎的原因，而与患者的现有皮肤病无关。因此，确定阳性变应原与现有皮肤病的关系非常重要。但是，无论阳性变应原是否为现有皮肤病的原因，都应该指导患者在今后生活中尽量避免接触含有阳性变应原的物质。

文献依据：

［1］ Alikhan A，Maibach HI. Allergic contact dermatitis: the future ［J］. Dermatitis，2009，20(6)：327‐333.

［2］ Tammela M，Lindberg M，Isaksson M，et al. Patch testing with own cosmetics：prospective study of testing and reporting of adverse effects to the Swedish Medical Products Agency ［J］. Contact Dermatitis，2012,67(1)：42-46.

［3］ McFadden J. Immunologic contact urticaria［J］. Immunol Allergy Clin North Am，2014,34(1)：157-167.

［4］ 李邻峰.湿疹皮炎与皮肤过敏反应的诊断与治疗［M］.北京：北京大学医学出版社,2010：13-20.

［5］ Bibas N，Lassere J，Paul C，et al. Nickel-induced systemic contact dermatitis and intratubal implants：the baboon syndrome revisited ［J］. Dermatitis，2013，24(1)：35-36.

［6］ de Groot AC. Test concentrations and vehicles for 4350 chemicals patch testing ［M］. 3rd ed. Schipslootweg Acdegroot Publishing 2008.

［7］ 李邻峰.接触性皮炎与皮肤变态反应［M］.北京：北京大学医学出版社,2003：316-321.

［8］ Lachapelle JM，Maibach HI. Patch testing and prick testing ［M］. 2nd,ed. Spring：Berlin，2009.

［9］ Davis MD，Bhate K，Rohlinger AL，et al. Delayed patch test reading after 5 days：the Mayo clinic experience ［J］. J Am Acad Dermatol，2008,59(2)：225-233.

［10］ Wilkinson DS，Fregert S，Magnusson B，et al. Terminology of contact dermatitis ［J］. Acta Derm. Venereol，1970,50(4)：287-292.

［11］ Ale IS，Maibach HA. Diagnostic approach in allergic and irritant contact dermatitis ［J］. Expert Rev Clin Immunol，2010,6(2)：291-310.

［12］ 黎平,孙晓东,施辛,等. 常规剂量氯雷他定对皮肤斑贴试验反应程度的影响［J］.中华皮肤科杂志,2011,44(11)：765-767.

第八节　中国特应性皮炎诊疗指南（2014版）

（中华医学会皮肤性病学分会免疫学组、特应性皮炎协作研究中心）

特应性皮炎是皮肤科的常见疾病之一,对患者生活质量有明显影响。我国特应性皮炎的患病率20年来逐渐上升。为了规范特应性皮炎的诊断和治疗,中华医学会皮肤性病学分会免疫学组于 2008 年制定了我国第 1 版《特应性皮炎诊疗指南》,《指南》发表 6 年来,国内外有关特应性皮炎的发病机制、治疗理念、治疗方法和药物都有了显著变化。为此,中华医学会皮肤性病学分会组织免疫学组和特应性皮炎协作研究中心的专家对《2008 版指南》进行了修订,希望有助于我国皮肤科医生在临床实践中的学习和应用。本指南非强制性,且在今后将不断补充和修订。

特应性皮炎(atopic dermatitis,AD)是一种慢性、复发性、炎症性皮肤病,患者往往有剧烈瘙痒,严重影响生活质量。本病通常初发于婴儿期,1 岁前发病者约占全部患者的 50%,该病呈慢性经过,部分患者病情可以迁延到成年,但也有成年发病者。在发达国家本病儿童中患病率可高达 10%~20%。在我国,20 年来特应性皮炎的患病率也在逐步上升,1998 年学龄期青少年(6~20 岁)的总患病率为 0.70%[1],2002 年 10 城市学龄前儿童(1~7 岁)的患病率为 2.78%[2],而 2012 年上海地区流行病学调查显示,3~6 岁儿童患病率达 8.3%(男 8.5%,女 8.2%),城市显著高于农村(10.2%比 4.6%)[3]。

一、病因及发病机制

特应性皮炎的发病与遗传和环境等因素关系密切[4]。父母亲等家族成员有过敏性疾病史者,患本病的概率显著增加,遗传因素主要影响皮肤屏障功能与免疫平衡。本病患者往往有 Th2 为主介导的免疫学异常,还可有皮肤屏障功能的减弱或破坏,如表皮中丝聚蛋白减少或缺失;环境因素包括环境变化、生活方式改变、过度洗涤、感染原和变应原等。此外,心理因素(如精神紧张、焦虑、抑郁等）也在特应性皮炎的发病中发挥一定作用[4—5]。

特应性皮炎确切发病机制尚不清楚。一般认为是在遗传因素基础上，由于变应原进入和微生物定植（如金黄色葡萄球菌和马拉色菌），形成皮肤免疫异常反应和炎症，引发皮疹和瘙痒，而搔抓和过度洗涤等不良刺激又可进一步加重皮肤炎症。特应性皮炎的异常免疫反应涉及多个环节，如朗格汉斯细胞和皮肤树突细胞对变应原的提呈、Th2 为主的异常免疫反应、调节性 T 细胞功能障碍、IgE 过度产生和嗜酸性粒细胞升高等。此外，角质形成细胞产生细胞因子和炎症介质也参与了炎症反应等。非免疫性因素如神经-内分泌因素异常也可参与皮肤炎症的发生和发展。

二、临床表现

特应性皮炎的临床表现多种多样，最基本的特征是皮肤干燥、慢性湿疹样皮炎和剧烈瘙痒。本病绝大多数初发于婴幼儿期，部分可发生于儿童和成人期。根据不同年龄段的表现，分为婴儿期、儿童期和青年与成人期 3 个阶段。婴儿期（出生至 2 岁）：表现为婴儿湿疹，多分布于两面颊、额部和头皮，皮疹可干燥或渗出。儿童期（2～12 岁）：多由婴儿期演变而来，也可不经过婴儿期而发生。多发生于肘窝、腘窝和小腿伸侧，以亚急性和慢性皮炎为主要表现，皮疹往往干燥肥厚，有明显苔藓样变。青年与成人期（12 岁以上）：皮损与儿童期类似，也以亚急性和慢性皮炎为主，主要发生在肘窝、腘窝、颈前等部位，也可发生于躯干、四肢、面部、手背，大部分呈干燥、肥厚性皮炎损害，部分患者也可表现为痒疹样皮疹。

特应性皮炎患者有一些有助于疾病诊断的特征性表现，包括皮肤干燥、鱼鳞病、毛周角化、掌纹症、眼睑湿疹、手部湿疹、乳头湿疹、盘状湿疹、汗疱疹、唇炎、复发性结膜炎、眶下褶痕、眶周黑晕、苍白脸、颈前皱褶、鼻下和耳根皱褶处湿疹、皮肤白色划痕症、出汗时瘙痒、对羊毛敏感等。此外，部分患者还同时有其他特应性疾病，如过敏性哮喘、过敏性鼻炎，部分患者有明显的异种蛋白过敏，如对部分食物蛋白（肉、蛋、奶、坚果等）或吸入物（粉尘螨、屋尘螨等）过敏。这些特征对特应性疾病的诊断都有重要价值。

40%～80%的患者有家族过敏史，如家族成员中有特应性皮炎、过敏性哮喘、过敏性鼻炎、过敏性结膜炎等。家族史的询问对于特应性皮炎的诊断非常重要。部分患者特别是重度特应性皮炎可有血清总 IgE 升高，40%～60%患者有外周血嗜酸性粒细胞升高，嗜酸性粒细胞升高往往与疾病的活动度相关，疾病活动期升高，经有效治疗可迅速恢复正常。

根据是否合并其他过敏性疾病，可将特应性皮炎分为单纯型和混合型，前者仅表现为皮炎，后者还合并过敏性哮喘、过敏性鼻炎和过敏性结膜炎等。单纯型又分为内源型和外源型，外源型患者有血清总 IgE 水平升高、特异性 IgE 水平升高和外周血嗜酸性粒细胞升高，而内源型上述变化不明显或缺如。内源型特应性皮炎容易漏诊，应引起重视。

三、特应性皮炎的诊断和严重性评估

如果患者表现为慢性对称性湿疹样皮炎，应当怀疑有无特应性皮炎的可能，建议检测外周血嗜酸性粒细胞计数、血清总 IgE、嗜酸性粒细胞阳离子蛋白、吸入过敏原、食入过敏原及斑贴试验。特应性皮炎的诊断应综合病史、临床表现、家族史和实验室检查各方面证据考虑。特应性皮炎是一种异质性疾病，表现多种多样，诊断需要一定标准。目前国外常用的诊断标准包括Hanifin 和 Rajka 标准[7]、Williams 标准[8]，我国的康克非[9]等也曾提出过诊断标准。综合分析，Williams 诊断标准简单易行，且特异性和敏感性与 Hanifin 和 Rajka 标准相似，适用于我国目前的临床实践需要，故本《指南》推荐使用。

特应性皮炎 Williams 诊断标准[8]：

（1）主要标准：皮肤瘙痒。

（2）次要标准：①屈侧皮炎湿疹史，包括肘窝、腘窝、踝前、颈部（10 岁以下儿童包括颊部皮疹）；②哮喘或过敏性鼻炎史（或在 4 岁以下儿童的一级亲属中有特应性疾病史）；③近年来全身皮肤干燥史；④有屈侧湿疹（4 岁以下儿童面颊部/前额和四肢伸侧湿疹）；⑤2 岁前发病（适用于 4 岁以上患者）。

（3）确定诊断：主要标准＋3 条或 3 条以上次要标准。

特应性皮炎有典型表现者诊断并不困难，但临床上有部分患者表现不典型，勿轻易排除特应性皮炎的诊断，应当仔细检查和问诊，必要时进行长期随访。

特应性皮炎的鉴别诊断包括脂溢性皮炎、非特应性湿疹、单纯糠疹、鱼鳞病、疥疮、副银屑病、嗜酸性粒细胞增多性皮炎、皮肤 T 细胞淋巴瘤、Netherton 综合征、高 IgE 综合征、Wiskott-Aldrick 综合征、特应性皮炎样移植物抗宿主病等。

特应性皮炎严重度的评价方法较多，常用的有特应性皮炎评分（SCORAD）、湿疹面积和严重程度指数评分（EASI）、研究者整体评分法（IGA）、瘙痒程度视觉模拟尺评分（VAS）等。临床上也可采用简单易行的指标进行判断，如：轻度为皮疹面积小于 5％；中度为 5％～10％，或皮疹反复发作；重度为皮损超过

10%体表面积,或皮炎呈持续性,瘙痒剧烈影响睡眠。疾病严重度评估可作为制定治疗方案的依据。

四、治疗

特应性皮炎是慢性复发性疾病,治疗的目的是缓解或消除临床症状,消除诱发和(或)加重因素,减少和预防复发,提高患者的生活质量。正规和良好的治疗可使特应性皮炎的症状完全消退或显著改善,患者可享受正常生活。

(一) 患者教育

患者教育十分重要,医生应向患者和家属说明本病的性质、临床特点和注意事项。医生和患者应建立起长期和良好的医患关系,互相配合,以获得尽可能好的疗效。患者内衣以纯棉、宽松为宜;应避免剧烈搔抓和摩擦;注意保持适宜的环境温度、湿度,尽量减少生活环境中的变应原,如应勤换衣物和床单、不养宠物、不铺地毯、少养花草等;避免饮酒和辛辣食物,避免食入致敏食物,观察进食蛋白性食物后有无皮炎和瘙痒加重。医生还应向患者解释药物使用的方法、可期望疗效和可能的不良反应,并提醒患者定期复诊等。良好的患者教育可明显提高疗效[10]。

(二) 基础治疗

1. 沐浴

基础皮肤护理对特应性皮炎的治疗非常重要,沐浴有助于清除或减少表皮污垢和微生物,在适宜的水温(32～40℃)下沐浴,每日1次或两日1次,每次10～15 min。推荐使用低敏无刺激的洁肤用品,其 pH 最好接近表皮正常生理(pH 约为6)。皮肤明显干燥者应适当减少清洁用品的使用次数,尽量选择不含香料的清洁用品。沐浴结束擦干皮肤后即刻外用保湿剂、润肤剂[11]。

2. 恢复和保持皮肤屏障功能

外用润肤剂是特应性皮炎的基础治疗,有助于恢复皮肤屏障功能[12—141]。润肤剂不仅能阻止水分蒸发,还能修复受损的皮肤,减弱外源性不良因素的刺激,从而减少疾病的发作次数和严重度[15]。每日至少使用 2 次亲水性基质的润肤剂,沐浴后应该立即使用保湿剂、润肤剂,建议患者选用合适自己的润肤剂[16]。

(三) 外用药物治疗

1. 糖皮质激素

局部外用糖皮质激素(以下简称激素)是特应性皮炎的一线疗法。外用激素种类多,经济、方便,疗效肯定,但应在医生指导下进行。根据患者的年龄、皮损性质、部位及病情程度选择不同剂型和强度的激素制剂,以快速有效地控制炎症,减轻症状。外用激素强度一般可分为 4 级[17],如氢化可的松乳膏为弱效激素,丁酸氢化可的松乳膏、曲安奈德乳膏为中效激素,糠酸莫米松乳膏为强效激素,卤米松和氯倍他索乳膏为超强效激素。一般初治时应选用强度足够的制剂(强效或超强效),以求在数天内迅速控制炎症,一般为每日 2 次用药,炎症控制后逐渐过渡到中弱效激素或钙调神经磷酸酶抑制剂;面部、颈部及皱褶部位推荐使用中弱效激素,应避免长期使用强效激素。激素香波或酊剂可用于头皮。儿童患者尽量选用中弱效激素,或用润肤剂适当稀释激素乳膏。肥厚性皮损可选用封包疗法,病情控制后停用封包,并逐渐减少激素使用次数和用量[18]。急性期病情控制后应逐渐过渡到维持治疗,即每周使用 2～3 次,能有效减少复发[19]。长期大面积使用激素应该注意皮肤和系统不良反应。

由于部分患者对外用糖皮质激素心存顾虑,甚至拒绝使用。医生要耐心解释正规使用药物的安全性、用药量、用药方法、用药频度、疗程、如何调整药物等,应当让患者了解外用药的皮肤吸收非常少(一般为1%～2%),系统吸收更少,这可使患者消除顾虑,提高治疗的依从性。

2. 钙调神经磷酸酶抑制剂

此类药物对 T 细胞有选择性抑制作用,有较强的抗感染作用,对特应性皮炎有较好疗效,多用于面颈部和褶皱部位。钙调神经磷酸酶抑制剂包括他克莫司软膏和吡美莫司乳膏,吡美莫司乳膏多用于轻中度特应性皮炎[20],他克莫司软膏用于中重度特应性皮炎,其中儿童建议用0.03%浓度,成人建议用0.1%浓度。0.1%他克莫司软膏疗效相当于中强效激素。钙调神经磷酸酶抑制剂可与激素联合应用或序贯使用,这类药物也是维持治疗的较好选择,可每周使用2～3次[21],以减少病情的复发。不良反应主要为局部烧灼和刺激感,可随着用药次数增多而逐步消失。

3. 外用抗微生物制剂

由于细菌、真菌定植或继发感染可诱发或加重病情,对于较重患者尤其有渗出的皮损,系统或外用抗生素有利于病情控制,用药以1～2周为宜,应避免长期使用。如疑似或确诊有病毒感染,则应使用抗病毒制剂。

4. 其他外用药

氧化锌油(糊)剂、黑豆馏油软膏等对特应性皮炎也有效,生理氯化钠溶液、1%～3%硼酸溶液及其他湿敷药物对于特应性皮炎急性期的渗出有较好疗效,多塞平乳膏和部分非甾体抗炎药物具有止痒作用。

（四）系统治疗

1. 抗组胺药和抗炎症介质药物

对于瘙痒明显或伴有睡眠障碍、荨麻疹、过敏性鼻炎等并发症的患者，可选用第一代或第二代抗组胺药，其中第一代抗组胺药由于可通过血脑屏障有助于患者改善瘙痒和睡眠。其他抗过敏和抗炎药物包括血栓素 A_2 抑制剂、白三烯受体拮抗剂、肥大细胞膜稳定剂等。

2. 系统抗感染药物

对于病情严重（特别是有渗出者）或已证实有继发细菌感染的患者，可短期（1 周左右）给予系统抗感染药物，可选用红霉素族、四环素族或喹诺酮类抗生素，尽量少用易致过敏的抗菌药物如青霉素类、磺胺类等。合并疱疹病毒感染时，可加用相应抗病毒药物。

3. 糖皮质激素

原则上尽量不用或少用此类药物。对病情严重、其他药物难以控制的患者可短期应用，病情好转后应及时减量，直至停药，对于较顽固病例，可将激素逐渐过渡到免疫抑制剂或紫外线疗法。应避免长期应用激素，以防止激素的不良反应，病情控制后减量勿过快，减药或停药过快可导致病情反跳。

4. 免疫抑制剂

适用于病情严重且常规疗法不易控制的患者，以环孢素应用最多，起始剂量 $2.5\sim3.5$ mg/(kg·d)，分 2 次口服，一般不超过 5 mg/(kg·d)[22]病情控制后可渐减少至最小量维持[23]。环孢素起效较快，一般在治疗 6~8 周可使患者疾病严重程度减轻 55%[24]，但停药后病情易反复[25]。用药期间应监测血压和肾功能，如能监测血药浓度更好，用药期间建议不同时进行光疗。甲氨蝶呤为常用免疫抑制剂，方法为每周 10～15 mg，可顿服，也可分 2 次服用。硫唑嘌呤每日 50～100 mg，可先从小剂量开始，用药期间严密监测血象，若有贫血和白细胞计数减少，应立即停药。应用免疫抑制剂时必须注意适应证和禁忌证，并且应密切监测不良反应。

5. 其他

甘草酸制剂、钙剂和益生菌可作为辅助治疗。生物制剂可用于病情严重且常规治疗无效的患者。

（五）中医中药

应根据临床症状和体征，进行辨证施治。在中医中药治疗中也应注意药物的不良反应。

（六）紫外线疗法

紫外线是治疗特应性皮炎的有效方法，窄谱中波紫外线（NB-UVB）和 UVA1 安全有效，因而使用最多，也可用传统的光化学疗法（PUVA），但要注意副作用。光疗后应注意使用润肤剂。6 岁以下儿童应避免使用全身紫外线疗法。

（七）特应性皮炎治疗中的医患配合与注意事项

在特应性皮炎的诊疗过程中，应当十分注意医患配合，应建立起良好的医患关系。医生应注意患者（包括患者家属）教育，在首次接诊患者时，应对患者的病史、病程、皮损面积和严重程度等进行综合评估，确定治疗方案，力争在短期内控制疾病；在随后的随访中医生应当仔细观察患者的病情变化，及时调整治疗方案。患者应当积极配合医生的治疗,并在"衣、食、住、行、洗"各方面注意防护,尽量避免接触诱发疾病加重的因素,应定期复诊和长期随访,学会观察病情变化,及时向医生反馈,不随意停药或减药。如果遇到疗效不佳或病情加重的情况,医生应及时分析原因,采取针对性措施,经数次调整方案仍然无效者应及时请上级医生会诊,以免延误病情。病情缓解后要进行维持治疗,可每周 2～3 次外用激素或钙调磷酸酶抑制剂。由于诊断和治疗手段越来越进步,许多特应性皮炎患者能够得到及时和正确的诊治,绝大多数患者能够获得良好控制。

附:SCORAD 评分法:A/5＋7B/2＋C。其中 A 为皮损面积:成人的头颈部、上肢各 9%,躯干前、后各 13.5%,下肢各22.5%;14 岁以下儿童头颈部、上肢各 9%,躯干前、后和下肢各 18%;2 岁以下儿童头颈部为 17%,上肢各 9%,躯干前、后各 18%,下肢各 12%;以 1% 的面积为 1 分。B 为皮损严重程度,包括 6 项体征:红斑、丘疹(或)水肿、渗出(或)结痂、表皮剥脱、苔藓化、皮肤干燥(评价未受累皮肤)。根据皮损轻重程度,评分标准为 0～3 四级评分法。C 为瘙痒和影响睡眠程度:按最近 3 昼夜平均来分,每项各评分为 0～10 分(视觉模拟尺)。总分范围为 0～103 分。在临床使用中,可以根据总分来确定疾病的严重程度,0～24 分为轻度,25～50 分为中度,51～103 分为重度。

参加指南制定者(以姓氏拼音为序):毕志刚、邓丹琪、杜娟、冯爱平、顾恒、郭在培、郝飞、金江、陆东庆、陆前进、李惠、李邻峰、李巍、刘彦群、刘玲玲、卢彬、吕新翔、林有坤、马琳、农祥、潘萌、邱湘宁、宋志强、涂彩霞、汤建萍、王培光、夏济平、徐金华、肖汀、谢志强、杨慧敏、杨玲、姚志荣、姚煦、赵辨、赵明、张建中、张小鸣、张理涛、张峻岭、朱莲花、朱武。

文献依据：

[1] 顾恒,颜艳,陈崑.我国特应性皮炎流行病学调查[J].中华皮肤科杂志,2000,33(6)：379 - 382.

[2] 顾恒,尤立平,刘永生,等.我国 10 城市学龄前儿童特应性皮炎现况调查[J].中华皮肤科杂志,2004,37(1)：29 - 31.

[3] Xu F, Yan S, Li F, et al. Prevalence of childhood atopic dermatitis：an urban and rural community-based study in Shanghai, China [J/OL], PLoS One, 2012, 7(5)：e36174[2014 - 01 - 10], http://www. ncbi. nlm. nih. gov/pmc/articles/PMC3341360/

[4] Brown S, Reynolds NJ. Atopic and non-atopic eczema [J]. BMJ, 2006,332(7541)：584 - 588.

[5] Akdis CA, Akdis M, Bieber T, et al. Diagnosis and treatment of atopic dermatitis in children and adults：European Academy of Allergology and Clinical Immunology/American Academy of Allergy, Asthma and Immunology/PRACTALL Consensus Report [J]. Allergy，2006,61(8)：969 - 987.

[6] Lipozencic J, Wolf R. Atopic dermatitis：an update and review of the literature [J]. Dermatol Clin, 2007,25(4)：605 - 612.

[7] Hanifin JM, Rajka G. Diagnostic features of atopic dermatitis [J]. Acia Dermatovenereologica, 1980,92：44 - 47.

[8] Williams HC, Bumey PG, Hay RJ, et al. The U. K. Working Party's Diagnostic Criteria for Atopic Dermatitis. I. Derivation of a minimum set of discriminators for atopic dermatitis [J]. Br J Dermatol, 1994,131(3)：383 - 396.

[9] 康克非,田润梅.遗传过敏性皮炎诊断标准的探讨[J].临床皮肤科杂志,1986,15(2)：60 - 63.

[10] 何荣国,武钦学,田华,等.社区综合性心理行为干预对学龄儿童特应性皮炎疗效的影响[J].中国全科医学,2009,12(15)：1406 - 1409.

[11] Burkhart CG. Clinical assessment by atopic dermatitis patients of response to reduced soap bathing：pilot study [J]. Int J Dermatol, 2008,47(11)：1216 - 1217.

[12] Grimait R, Mengeaud V, Cambazard F, et al. The steroid-sparing effect of an emollient therapy in infants with atopic dermatitis：a

randomized controlled study [J]. Dermatology, 2007, 214 (1): 61 -67.

[13] Szczepanowska J, Reich A, Szepietowski JC. Emollients improve treatment results with topical corticosteroids in childhood atopic dermatitis: a randomized comparative study [J]. Pediatr Allergy Immunol, 2008,19(7): 614 - 618.

[14] Eberlein B, Eicke C, Reinhardt HW, et al. Adjuvant treatment of atopic eczema: assessment of an emollient containing N-palmitoylethanolamine(ATOPA study) [J]. J Eur Acad Dermatol Venereol, 2008,22(1): 73 - 82.

[15] 马琳. 润肤剂及居家护理在特应性皮炎治疗中的作用[J]. 实用皮肤病学杂志,2008,1(1): 插 1 页.

[16] Williams HC. Clinical practice. Atopic dermatitis [J]. N Engl J Med, 2005,352(22): 2314 - 2324.

[17] 张建中. 糖皮质激素皮肤科规范应用手册[M]. 上海: 上海科学技术出版社,2011: 31.

[18] Baron SE, Cohen SN, Archer CB, et al. Guidance on the diagnosis and clinical management of atopic eczema [J]. Clin Exp Dermatol, 2012, 37 Suppl 1: 7 - 12.

[19] Pariser D,. Topical corticosteroids and topical calcineurin inhibitors in the treatment of atopic dermatitis: focus on percutaneous absorption[J]. Am J Ther, 2009,16(3): 264 - 273.

[20] Nghiem P, Pearson G, Langley RG. Tacrolimus and pimecrolimus: from clever prokaryotes to inhibiting calcineurin and treating atopic dermatitis [J]. J Am Acad Dermatol, 2002,46(2): 228 - 241.

[21] Yin ZQ, Zhang WM, Song GX, et al. Meta-analysis on the comparison between two topical calcineurin inhibitors in atopic dermatitis [J]. J Dermatol, 2012,39(6): 520 - 526.

[22] Ring J, Alomar A, Bieber T, et al. Guidelines for treatment of atopic eczema (atopic dermatitis) Part II [J]. J Eur Acad Dermatol Venereol, 2012,26(9): 1176 - 1193.

[23] Mrowietz U, Klein CE, Reich K, et al. Cyclosporine therapy in dermatology [J]. J Dtsch Dermatol Ges, 2009,(5): 474 - 479.

[24] Schmitt J, Schmitt N, Meurer M. Cyclosporin in the treatment of patients with atopic eczema-a systematic review and meta-analysis [J]. J Eur Acad Dermatol Venereol, 2007,21(5): 606 - 619.

[25] Granlund H1, Erkko P, Sinisalo M, et al. Cyclosporin in atopic

dermatitis: time to replase and effect of intermittent therapy [J].
Br J Dermatol, 1995, 132(1): 106 - 112.

第九节 湿疹面积及严重度指数评分法

疾病病情的正确评分对研究临床病情变化和治疗前后的对比十分重要。关于湿疹类疾病的评分方法,近 20 年来主要针对特应性皮炎的病情评分提出过若干种方法,均未被广泛采用[1,2]。1993 年提出 SCORAD 指数(scoring atopic dermatitis index),此评分法包含客观与主观两方面的结果,主要用于儿童患者。1998 年,Charil 及 Hanifin 等参照银屑病的评分法,根据特应性皮炎的特点提出"湿疹面积及严重度指数"(eczema area and severity index,EASI)评分法[1-4]。近年来在特应性皮炎的新药验证中广泛采用。现将 EASI 法介绍如下,并对应用中的有关问题提出作者的建议。

一、EASI 评分法[5]

根据不同部位皮损症状严重程度,所占面积的大小再结合成人、儿童各部位面积占全身面积的比例的综合积分,具体的计算方法如下。

1. 临床症状的评分

临床表现分为 4 项,即:红斑(erythema,E),硬肿(水肿)/丘疹(induration(edema)/papulation,I),表皮剥脱(excoriation,Ex),苔藓化(lichenification,L)。每一临床表现的严重度以

0～3分计分,0＝无,1＝轻,2＝中,3＝重。各种症状分值之间可记半级分,即0.5。

2. 临床表现面积大小评分

(1) 将全身分为4个部位,即:头/颈(H),上肢(UL),躯干(T),下肢(LL)。上肢包括腋外侧和手。躯干包括腋中部和腹股沟部。下肢包括臀和足部。

(2) 皮损面积大小计算用患者手掌为1%估算,易于掌握。但在记分时需按中国新九分法换算成所占该部位的比例计分。

(3) 皮损面积占各部位面积的比例分值为0～6,即:0为无皮疹,1为<10%,2为10%～19%,3为20%～49%,4为50%～69%,5为70%～89%,6为90%～100%。

由于儿童与成人各部位占全身的比例不完全相同,8岁以上头颈为10%,上肢20%,躯干30%,下肢40%,而0～7岁则头颈20%,上肢20%,躯干30%,下肢30%。

根据上述各项,8岁以上患者的EASI计算分值方法如表9.4所示。

表9.4　湿疹面积及严重度指数对8岁以上患者评分表

部位	EASI分值
头/颈	$(E+I+Ex+L)×$面积$×0.1$
上肢	$(E+I+Ex+L)×$面积$×0.2$
躯干	$(E+I+Ex+L)×$面积$×0.3$
下肢	$(E+I+Ex+L)×$面积$×0.4$

注:E为红斑,I为硬肿(水肿)或丘疹,Ex为表皮剥脱,L为苔藓化

如0～7岁患儿,见表中头/颈部为$(E+I+Ex+L)×$面

积×0.2,下肢为(E＋I＋Ex＋L)×面积×0.3,其他不变。各部位分值相加即为EASI皮损症状严重程度的总分。

二、应用EASI评分法中几个问题

(1) EASI未将瘙痒作为评分的内容,避免了主观因素而影响总分的结果.但瘙痒作为特应性皮炎的主要临床症状,可单独评分。

(2) 临床症状严重程度分级的标准:EASI将临床症状的严重程度分为轻、中、重。如何界定各临床症状的轻、中、重?Berth-Jones[4]在SASSAD(six area six sign atopic dermatitis)严重评分法中,提出以下的界定方法:0＝无,此体征仔细观察后也不能确定;1＝轻,此体征确存在,但需仔细观察才能见到;2＝中,此体征可立即看到;3＝重,此体征非常明显。此界定法不需对每一体征都要确定评分的标准,比较简便,可以在应用EASI时采用。

(3) EASI中临床症状评分一项,把临床表现分为4种:即红斑,硬肿(水肿)/丘疹,表皮剥脱,苔藓化。在SCORAD评分中,以6个临床表现评分,即红斑,水肿/丘疹,渗出/结痂,表皮剥脱,苔藓化,干燥。其干燥一项是以未受累皮肤来评定。根据湿疹类疾病的临床表现特点,结合上述两种分类方法,建议把EASI中的临床表现加上渗出或结痂。这些临床表现的定义是:红斑为红色或暗红色炎症性斑,压之褪色;丘疹/水肿为皮损有针头大小的丘疹或丘疱疹,或隆起的红色斑块(即红斑水肿稍隆起);表皮剥脱(抓痕)为搔抓的表皮损伤,包括在角化皮损上的皲裂及皮损上的线状糜烂;渗出/结痂为皮损表面湿润,包括渗液干燥后的结痂;苔藓化为皮损浸润肥厚,角化过度。这样更能全面反映湿疹皮炎类疾病急性、亚急性、慢性皮损不同阶段的表现。不影响 EASI 评分原则。

三、关于湿疹类疾病的病情评分法

我国尚无统一公认的标准。为了促进和提高此类疾病的临床研究,有必要制定一个适合我国应用的病情评分法。近年来,国外 SCORAD 指数评分法与 EASI 评分法为多数研究者所接受,特别是 EASI 法较 SCORAD 法更合理适用,已在许多多中心的研究中采用。但主要用于特应性皮炎病情严重度的评分,我们在应用 EASI 法时对临床症状评分增加了渗出/结痂一项,并对各项症状表现做了说明,便于统一认识。各临床表现的严重度的评分采用 Berth-Jones 提出的方法,评定时很简便,容易掌握。另外,改进的 EASI 法,亦可用于除特应性皮炎外的其他湿疹类疾病的评分。

(赵 辨)

文献依据:

[1] Oranje AP, ven Meure T. Scoring severity of atopic dermatitis using SCOKAD. In: DyaIJ-Smilh D, eds [J]. Dermatology at the millennium. New York: Parthenon Publishing Group Inc, 1999. 477 - 480.

[2] Bahmer FA, Schafer J, Schubert HJ. Quantification of the extent and the severity of atopic dermatitis: the ADASI score [J]. Arch Dermatol, 1991, 127: 1239 - 1240,

[3] Kunz B, Oranje AP, Labreze L, et al. Clinical validation and guidelines for the SCORAD index: consensus report of the European Task Force on Atopic Dermatitis [J]. Dermatology, 1997, 195: 10 -19.

[4] Berth-Jones J. Six area, six sign atopic dermatitis (SASSAD) severity score: a simple system for monitoring disease activity in atopic

dermatitis [J]. Br J Dermatol,1996,135 Suppl 48：25－30.

[5] Hanifin JM，Thurston M，Omoto M，et al. The eczema area and severity index（EASI）：assessment of reliability in atopic dermalitis [J]. EASI Evaluator Group. Exp Dermatol,2001,10：11－18.

第十章

湿疹经典医案选集

当代中医、中西医结合专家在湿疹的治疗上做出了许多卓越的贡献,取得的成就远远大于古人。中西医结合治疗一些疑难的皮肤病是中国皮肤病领域的一项重大特色,为人类皮肤病诊疗事业做出了巨大贡献,这里选取6位20世纪最杰出的中医、中西医结合外科、皮肤科专家的湿疹医案,附上本书编者的临床偶得,一起供读者参考。

一、赵炳南

案例1. 郭某,女,48岁,1972年1月18日。

[主诉] 皮肤刺痒起疙瘩已两三年,近2个多月加重。

[现病史] 自幼皮肤易起红丘疹,痒,搔抓后流水,每年冬季加重,近2个多月来加重。

[查体] 颜面前额、鼻尖鼻翼两侧皮肤潮红,表面粗糙落屑,有抓痕血痂,颊部皮肤有脓疱样损害,躯干四肢均有散发红斑,鳞屑样损害。双腘窝有局限性皮肤肥厚。舌苔白腻,脉弦滑。

[西医诊断] 慢性湿疹急性发作。

[中医诊断] 湿疮(内蕴湿热,兼感邪化热,热重于湿)。

〔治则〕清热除湿,解毒止痒。

〔处方〕龙胆草二钱,栀仁钱半,黄芩三钱,金银花三钱,川连钱半,鲜茅根五钱,生地五钱,泽泻二钱,车前草三钱,白鲜皮四钱,羚羊角粉两分,分4次冲服,每日2次;外用龙胆草搽剂。

二诊(1月24日):前药连服5剂后,皮肤色红渐退,脓疱变干,糜烂面平复,痒轻。脉弦滑,苔薄白。按前方加减:龙胆草二钱,栀仁钱半,黄芩二钱,竹叶二钱,焦麦芽三钱,生地五钱,泽泻二钱,车前草三钱,白鲜皮四钱,苦参钱半,羚羊角粉两分,分6次冲服,每日2次。

三诊(1月27日):服前方3剂后,大部分皮损潮红退,渗出止,糜烂面以平复,痒减轻以能安静睡眠。前方去羚羊角粉继续服用,外用普连软膏,外扑珍珠粉、龟板散。

四诊(2月4日):药后皮损大部分光滑,痒已不明显,内服除湿丸,每日一钱,日一次;八珍丸每次半丸至一丸,日一次。2月12日,皮损已光滑不痒,临床治愈。

〔按〕治疗湿疹应该从整体出发,总的来说,证属湿热,体内蕴湿为其本,郁久化热为其标;其主要矛盾是蕴湿化热,热重于湿。所以在治疗上本着"急则治其标,缓则治其本""治病求本"为原则,以大剂清热凉血药龙胆草、黄芩、栀子、黄柏、川连、茅根、生地、大青叶等急则治其标,同时又以车前子、车前草、泽泻、茵陈、苦参等清热利湿,以达釜底抽薪、标本兼治。

二、朱仁康

案例2. 柴某,男,38岁,简易病例,初诊日期:1970年9月2日。

〔主诉〕全身泛发皮疹,反复不愈已3年。

［**现病史**］3 年前冬季开始在两小腿起两小片集簇之丘疱疹，发痒，搔破后渗水，久治不愈，范围越见扩大。1969 年冬渐播散至两前臂，一般入冬即见加重。今年交秋皮损已渐播散至胸、腹、背部。平时胃脘部疼痛，纳食不思，食后腹胀，大便日两三次，完谷不化，便溏，不敢食生冷水果。

［**查体**］胸、腹及后背、四肢可见成片红斑，丘疹及集簇之丘疱疹，渗水糜烂，搔痕结痂，部分呈黯褐色，瘙痒无度。

脉缓滑，舌质淡，苔薄白腻。

［**西医诊断**］泛发性湿疹。

［**中医诊断**］浸淫疮（脾阳不振，水湿内生，走串肌肤，浸淫成疮）。

［**治则**］温阳健脾，芳香化湿。

［**处方**］苍术 9 g，陈皮 9 g，藿香 9 g，仙灵脾 9 g，猪苓 9 g，桂枝 9 g，茯苓 9 g，泽泻 9 g，六一散 9 g，蛇床子 9 g。外用：生地榆 30 g，水煎后湿敷于渗水处；皮湿一膏。

二诊（9 月 15 日）：药后皮损减轻，渗水减少，瘙痒不甚，便溏，胃纳仍差，脉苔同前。宗前法，方用：苍术 9 g，炒白术 9 fg，藿香 9 g，陈皮 9 g，猪茯苓各 9 g，炒薏苡仁 12 g，怀山药 9 g，仙灵脾 9 g，蛇床子 9 g，肉桂 1.5 g。

三诊（9 月 26 日）：服前方 10 剂后，躯干皮损显见减轻，四肢皮损亦好转，大便成形，胃纳见馨，舌苔白腻渐化。继从前法，上方去肉桂加泽泻 9 g。外用皮湿二膏。

四诊（10 月 3 日）：躯干、四肢皮损均已消退，原发小退皮损尚未痊愈，仍宗健脾理湿，以期巩固。药用：苍术 9 g，炒白术 9 g，陈皮 9 g，藿香 9 g，茯苓 9 g，泽泻 9 g，车前子 9 g，扁豆衣 9 g，炒薏苡仁 9 g，嘱服用 10 剂后，皮疹消退而愈。1975 年初随访，称几年来未复发。

　　[按] 本例患者为泛发性湿疹,发病时间有 3 年余,其突出的症候为脾阳不振。症见胃痛腹胀,纳呆便溏,食则完谷不化。主要原因即由于脾阳不足,运化失健,水湿内停,湿邪外窜浸淫肌肤,故发为湿疮。故治疗上抓住主要环节,采用温阳健脾,芳香化湿之剂。苍术、陈皮健脾燥湿;藿香芳香化湿;猪苓、茯苓、泽泻淡渗利湿;桂枝、肉桂通阳化气;仙灵脾、蛇床子补肾壮阳,温化除湿;佐以山药、扁豆、薏苡仁补脾止泻。

　　案例 3. 毕某,女,45 岁,就诊日期:1975 年 7 月 8 日。

　　[主诉] 头皮瘙痒起小疙瘩流水结痂已 4 年。

　　[现病史] 4 年来头皮经常瘙痒起小疙瘩,抓破流黏水、结黄痂,时轻时重,反复发作,屡治少效。

　　[查体] 头皮部大片皮损上覆脂溢性鳞屑,抓破处可见溢水、糜烂和血痂、黄痂,沿前额可见境界清晰、略有浸润、潮红、溢水之皮损,舌苔薄黄腻,脉弦滑。

　　[西医诊断] 脂溢性湿疹。

　　[中医诊断] 湿疮(脾胃湿热上蒸)。

　　[治则] 利湿清热。

　　[处方] 生地 30 g,蒲公英 9 g,黄芩 9 g,茯苓 9 g,泽泻 9 g,木通 9 g,车前子 9 g(包),六一散 9 g(包),丹皮 9 g,赤芍 9 g。外用生地榆 90 g,分 5 天水煎凉湿敷,每日湿敷 4 次,每次湿敷半小时。

　　二诊(7 月 14 日):药后溢水已经减少,痒感减轻,舌质红,苔黄腻。上方加大青叶 9 g,服用 6 剂。外用同前。

　　三诊(7 月 21 日):经治疗后见效,但头部两侧皮损仍红,觉痒,大便干燥,舌苔薄黄而腻。上方去丹皮、赤芍、大青叶,加生大黄 3 g(后下)。

　　四诊(7 月 26 日):头额部皮损已明显减轻,稍见鳞屑,微痒。舌质淡,苔薄黄腻,脉细滑。上方去生大黄,加当归 9 g、赤芍 9 g。外用祛湿膏。

五诊(8 月 2 日):皮损逐渐趋轻,已不溢水,尚觉轻度瘙痒。舌苔脉象同前。继服上方 6 剂。

六诊(8 月 9 日):皮损基本治愈,偶痒。继服上方加苍耳子 9 g,5 剂,以资巩固疗效。

[按] 脂溢性湿疹发于头面部的,中医称为面游风。病情经常时轻时重,缠绵难愈。在辨证论治上,须分别湿重和风重两种。湿重则溢水,风重则干燥脱屑,亦有时而风重时而湿重。治疗上要根据具体情况,加以处理。

三、徐宜厚

案例 4. 吕某,女性,16 岁,2007 年 3 月 10 日初诊。

[现病史] 3 个月前,口鼻四周、外耳道、眼周等处始觉瘙痒,继而破皮渗出,痒痛相间。

[查体] 眼周、外耳道、鼻孔、脐周和前后阴处可见炎性斑丘疹,轻微渗出糜烂,部分结有橘黄色痂皮,痛痒相兼,心烦口臭,脉弦数,舌质红,苔少。

[西医诊断] 湿疹。

[中医诊断] 湿疮(肝脾湿热,互结化毒,流窜孔窍)。

[治则] 清热化湿,疏肝扶脾。

[处方] 泻黄散加减:藿香、生石膏、黄芩、生地黄各 12 g,柴胡、防风、青葙子、炒决明子、焦栀子、炒胆草、莲子心、甘草各 6 g,白茅根 15 g,玳瑁 8 g(先煎),水牛角粉 10 g,绿豆衣 15 g。外用紫草湿疹油涂擦,每日 2～3 次。

二诊(7 日后):痒感和渗出明显改善,但其前后阴处还有较重的痒感,步上方加炒杜仲 10 g。

三诊(15 日后):复诊,耳、眼、鼻、脐等处皮肤损害基本见好,前后阴糜烂和瘙痒也在减轻之中。步二诊之方,去玳瑁,加土茯苓 15 g。又经 12 天治疗,诸症和皮损均愈。

[按] 湿疹治疗的全过程要做到 4 个方面:一是标本兼顾,二是内外并治,三是脏腑与经络,四是整体与局部。标本兼顾:本病之本在脾,其标则有风、湿、热、毒、瘀等。在内服药物中要顾护脾胃,千万不可以损伤脾胃,因此对于一些大苦大寒、大辛大热的药物要中病即止。内外并治:皮损泛发时或病情趋于急性期,内治重于外治,皮损局限时则外治重于内治。脏腑与经络:按照湿疹的发病部位而论,分别以脾、心、肝、肾四脏居多。但也应该注意到经络分布与皮损发生部位以此来判断与那条经络有关。整体与局部:整体是指患者的体质而言,局部则是指皮肤的损害形态。治疗时应兼顾两者才能取得良好的疗效。

四、顾伯华

案例 5. 余某,女,20 岁,职工。住院号:34339。入院日期:1974 年 12 月 30 日。

[**现病史**] 患者自 1973 年 7 月,先两耳生中耳炎,以后两耳轮及四周起丘疹,水疱瘙痒、糜烂、流汁,日渐蔓延至整个头皮、面颊。曾用中药,因取效慢,要求转某院皮肤科住院治疗,泼尼松 10 mg、日 3 次(口服),外用新霉素糠榴糊剂,再用生地注射液静脉滴注 20 日,普鲁卡因、维生素 C 静脉封闭 20 日。后转好,泼尼松改为每日三次,每次 5 mg,维持量,出院。1974 年 4 月又急性发作,播散全身,以腋下、腹股沟最重,又住院治疗。再加大激素量,促肾上腺皮质激素(ACTH)静脉滴注,同时加用

维生素 B₆ 等治疗。两个月后好转出院,泼尼松用量维持 5 mg,每日 2 次。但到 10 月又复发,再加大激素剂量仍不能控制,且日益加重,转中医治疗。

[查体] 一般情况好。整个头皮遍布丘疹、水疱、糜烂,结油腻黄色痂片,渗液较多。两腋、胸腔、腹股沟、腘窝也有同样皮损。枕后、颈、腋、腹股沟均有蚕豆到杏仁大淋巴结肿大,轻度压痛。湿疹布满头皮,耳轮满布丘疹、水疱、糜烂,滋水淋漓,结油腻黄色痂片,头皮白屑成堆、剧痒,全身也有同样皮损,大便干结,多 4 日一行。苔薄黄质红,脉弦细。

[辅检] 血红蛋白 110 g/L,白细胞 6.1×10^9/L,中性粒细胞 62%,淋巴细胞 38%,血小板 142×10^9/L。脓液涂片培养:金黄色葡萄球菌生长。

[西医诊断] 湿疹。

[中医诊断] 湿疮(湿热内蕴)。

[治则] 清热利湿通便。

[处方] 生大黄 6 g(后下),黄芩 9 g,野菊花 9 g,蒲公英 30 g,白花蛇舌草 30 g,天花粉 12 g,生地 30 g,虎杖 15 g,侧柏叶 12 g,土茯苓 30 g,粉萆薢 15 g,泼尼松(强的松)5 mg,每日 1 次。剃去头发,外用青黛散,麻油调敷患处。

二诊(1975 年 2 月 17 日):上方加减服用一个半月,大部分皮损消退,但头皮好转较慢,大便通畅。苔薄,脉细。拟祛风清热利湿。处方:桑叶 9 g,野菊花 9 g,防风 9 g,焦白术 9 g,生大黄 6 g(后下),茵陈 15 g,土茯苓 30 g,苍耳子 9 g,车前草 30 g,苦参 12 g,黄芩 9 g。

三诊(2 月 24 日):药后多数皮损痊愈,近日月经来临又复发。患者诉两年来一直如此。拟前方为主,佐调冲任之品。处方:野菊花 9 g,苍耳子 9 g,黄芩 9 g,车前草 30 g,生甘草 4.5 g,

生大黄 6 g(后下),大生地 30 g,淫羊藿 12 g,菟丝子 12 g,白花蛇舌草 30 g,寒水石 18 g。泼尼松(强的松)减为 2.5 mg,每日 1 次。

四诊(4 月 21 日):皮损全退,有时反复,四肢屈侧皮肤干燥脱屑肥厚,口干唇燥。苔根薄黄。拟养阴清热利湿为主。处方:大生地 30 g,玄参 9 g,天花粉 9 g,南沙参 12 g,白花蛇舌草 30 g,生山楂 15 g,粉萆薢 15 g,苦参片 12 g,龙胆草 9 g,车前草 30 g,生大黄 6 g(后下)。次方加减服用 2 个月痊愈。激素已全部停用。随访半年未复发。

[按] 湿疹在古代中医文献中的"疮""癣""风"之中,包括各种湿疮及各个部位的湿疮。根据皮损形态和发病部位的不同,名称各异,如浸淫全身,滋水较多者,称为浸淫疮;以丘疹为主者,称为血风疮或栗疮;如发于耳部者,称为旋耳疮;发于手足部者,称为痞疮;发于阴囊部者,称为肾囊风;发于脐部者;称为脐疮;发于肘、膝弯曲部者,称为四弯风;发于乳头者,称为乳头风。由于患者平素禀赋不耐,饮食失节,或过食辛辣刺激荤腥动风之物,脾胃受损,失其健运,湿热内生,又兼外受风邪,内外两邪相搏,风湿热邪浸淫肌肤所致。急性者以湿热为主,亚急性者多与脾虚湿恋有关,慢性者则多病久耗伤阴血,血虚风燥,乃致肌肤甲错,发于小腿者则常由经脉弛缓、青筋暴露,气血运行不畅,湿热蕴阻,肤失濡养所致。发于上部加祛风药桑叶、防风、苍耳子;发于中部者,加清肝泄热药茵陈、龙胆草;发于下肢,加重利湿药土茯苓、车前子等。大便干结,可加牛蒡子、决明子;肝肾不足、冲任失调者,加淫羊藿、菟丝子、肉苁蓉;病久反复发作、津液内耗的,加生地、玄参、天花粉等。

案例 6. 麦某,男,57 岁,已婚。住院号:5438。入院日期:1963 年 10 月 7 日,出院日期:1963 年 11 月 2 日。

　　[**现病史**] 于 3 月前，胸部先出现散发性丘疹，状似粟米，瘙痒无度，而两腋下、腹背、上肢遍发，并杂有脓疱，逐渐延及脐下、骶腰、阴囊、臀部、大腿、足踝，搔抓出滋，有的糜烂结有脓痂。全身伴有寒热往来，胃纳不佳，大便干结，3 日未行，尿黄且短，口干不多饮。患者曾在某医院诊治，未效。

　　[**查体**] 目前皮损情况：胸背及上肢有散发性丘疹，夹有脱屑，脐下到两足踝之上遍发丘疹，糜烂结痂，滋水流溢，夹有抓痕、血痂及白色脱屑，尤以两大腿内侧为甚。湿热逗留脏腑，内不得疏泄，为病之本；蕴伏肌肤，外不得透达，为病之标。苔薄黄，脉弦细。

　　[**西医诊断**] 湿疹。

　　[**中医诊断**] 湿疮。

　　[**治则**] 清热利湿，佐以通腑利尿，以冀湿热之邪从二便下达。

　　[**处方**] 苍术皮 9 g，川柏皮 9 g，茯苓皮 9 g，苦参片 12 g，小川连 3 g，连翘 9 g，生大黄 9 g（后下），炒车前 12 g，地肤子 9 g，生山栀 9 g，生甘草 3 g。外用 1%薄荷三黄洗剂，涂擦丘疹处；黄连素（小檗碱）油，搽糜烂处。

　　二诊（17 日后）：上药连服 17 剂，全身湿疹均减，仅留有瘙痒脱屑。阴囊大腿两内侧，尚有渗液瘙痒。按皮损部位结合症状，乃肝经湿热，故改拟龙胆泻肝之意，以泻肝火、利湿热。处方：龙胆草 6 g，川柏皮 9 g，茯苓皮 9 g，苦参片 12 g，地肤子 12 g，银花 9 g，生大黄 9 g（后下），木通 3 g，炒车前 12 g，泽泻 9 g，川黄连 3 g，碧玉散 9 g（包煎）。上药服 5 剂后，证情又减，仍改为下方：龙胆草 3 g，川柏皮 9 g，炒车前 9 g，泽泻 9 g，生地 12 g，苦参片 9 g，地肤子 12 g，银花 9 g，川黄连 3 g，生大黄 6 g（后下）。又服 4 剂，痊愈出院。

　　［**按**］本例发病缠绵 3 月，在某医院治疗无效，既往又有湿疹发作史，按辨证施治原则认为是湿热蕴蒸肌肤，结合发病部位给予清利湿热、通腑利尿、泻肝经实火等方法治疗，不到 1 个月时间而愈。

五、张志礼

　　案例 7. 顾某，男，49 岁，1981 年 2 月 28 日初诊。

　　［**现病史**］9 年前开始全身泛发暗红色丘疹，瘙痒明显，抓后糜烂渗出，时轻时重，迁延不愈。2 个月前加重，剧痒，夜寐不安。曾在外院服用泼尼松每日 30 mg 及静脉滴注葡萄糖酸钙等治疗，皮损仍未消退。患者寝食不安，心烦乏力，曾在某医院门诊给予服用全蝎、皂角刺、防风、蝉蜕等药物，外用 5% 黑豆馏油软膏。服药 3 剂后瘙痒未止，皮损反而明显增多，部分融合成片，焮红肿胀，大便干，便溲短赤。

　　［**查体**］全身散发红斑丘疹，大部分皮损粗糙肥厚，掺杂有明显抓痕血痂，部分皮损融合成片，皮损边缘及皮损之间有新生紫红色斑丘疹、丘疱疹，部分糜烂渗液，潮红肿胀、舌质红绛，苔黄腻中间剥脱，脉滑数。

　　［**西医诊断**］慢性湿疹急性发作，湿疹红皮症。

　　［**中医辨证**］湿热内蕴，热胜于湿，兼盛毒邪。

　　［**治则**］清热除湿，凉血解毒。

　　［**处方**］龙胆 10 g，黄芩 15 g，生大黄 30 g，栀子 10 g，熟大黄 10 g，白鲜皮 30 g，冬瓜皮 15 g，苦参 15 g，茵陈 30 g，车前子 15 g，车前草 30 g，泽泻 15 g，茯苓皮 15 g，川木通 6 g，六一散 30 g（包），石膏 30 g（先煎），羚羊角粉 0.6 g，（冲服）。用马齿苋 30 g，黄柏 30 g，煎汤冷湿敷后用炉甘石洗剂。

二诊(5日后)：皮损红肿渗出明显减轻,痒缓解,能入睡,食纳改善,大便已通。于上方去川木通、熟大黄、羚羊角粉,加薏苡仁30 g,陈皮10 g。

三诊：服上方14剂,新生皮损全部消退,皮损变干,仍肥厚粗糙,舌淡,苔白,脉缓。改服养血润肤、清解余热方。处方：白术10 g,茯苓15 g,当归10 g,丹参15 g,鸡血藤15 g,首乌藤30 g,赤白芍各15 g,生地黄15 g,薏苡仁30 g,白扁豆10 g,玄参15 g,白鲜皮30 g,苦参15 g。皮损处涂黄连膏、曲安西龙霜。

四诊：服药14剂,皮损软化变薄,瘙痒缓解。改口服除湿丸、秦艽丸调理,1个月后痊愈。

[按]湿疹变化多症状复杂,慢性湿疹多由湿热蕴久耗伤阴血,可致血虚风燥,应投以养血润肤、滋阴润燥的方药,但又不要忽视湿疹本源于湿,再源于人,治疗应该从湿热着手,除湿治其本,清热治其标。但临床上也应该注意由于禀赋不足,饮食失节,或过食辛辣刺激荤腥动风之物,脾胃受损,失其健运,湿热内生,又兼外受风邪,内外两邪相搏,风湿热邪浸淫肌肤也会导致湿疮的发生,所以慢性湿疹虽因久病耗伤阴血,应投以养血润燥之药,但不能忽视健脾除湿兼清余热。

八、李斌

(一) 湿疹

案例8. 翁某,男,57岁。初诊日期：2016年5月24日。

[主诉]患者周身散发丘疹伴瘙痒4月余。

[现病史]患者四个月前于食用海鲜类食品后周身出现斑丘疹,瘙痒剧烈,曾于外院就诊,使用左西替利嗪等口服药物治

疗,瘙痒有所缓解,但皮损时有新发。

[查体] 四肢躯干部可见散发斑丘疹,状似粟米,颜色鲜红,背部有部分融合成片,瘙痒剧烈,期间可见少量抓痕,小便黄,大便时有隔天,自诉常感呼吸短促、疲劳乏力,舌淡,苔白滑。脉弦滑。

[西医诊断] 湿疹。

[中医诊断] 湿疮病(湿热证)。

[治则] 清热利湿。

[处方] 珍珠母30 g,牡蛎30 g,磁石30 g,代赭石30 g,大青叶15 g,紫草15 g,当归15 g,赤芍12 g,牡丹皮12 g,丹参12 g,莪术15 g,薏苡仁30 g,野菊花10 g,黄芪30 g,太子参15 g,桂枝12 g,大腹皮15 g,苦参15 g,白鲜皮12 g,茵陈15 g,浮萍12 g,土茯苓30 g,徐长卿10 g,蝉衣6 g,荆芥9 g,防风9 g。每日一剂,煎汤分两次服用。

二诊(6月7日):偶见新发皮疹,皮疹颜色变淡,腰部皮疹部分融合,自诉瘙痒情况减轻,口干,舌红,苔黄腻,脉滑。原方基础上加黄芩12 g,红藤15 g。

三诊(7月15日):病情基本稳定,自诉四肢躯干部皮疹仍有瘙痒,手心热,口渴,大便干,舌红,苔黄腻,脉炫。原方基础上加生地30 g,土茯苓30 g,乌梅15 g。

四诊(7月19日):近期仍不断有新发皮疹出现,自诉食欲不振,手心热、口渴等症状基本缓解,舌红,苔白腻,脉弦滑。原方基础上去乌梅,加苏梗9 g,陈皮9 g,滑石30 g。

[按] 本例为湿疹,患者周身散发皮疹,小便黄,大便时有便秘,自诉常感呼吸短促、疲劳乏力,舌淡,苔白滑,脉弦滑,证为湿热证,伴有气虚。首诊以清热利湿为主兼补气扶正。方中珍珠母、牡蛎、磁石、代赭石为贝壳石类药物,可重镇清热止痒,大青

叶、紫草、赤芍、丹皮、丹参、莪术滋阴清热凉血；野菊花、苦参、薏苡仁、大腹皮、茵陈清热利湿解毒；当归、桂枝、黄芪、太子参温阳利水补气；白鲜皮、浮萍、徐长卿、蝉衣、荆芥、防风祛风清热止痒。二诊口干，舌红苔黄腻脉滑，湿热明显，加黄芩、红藤清热燥湿、泻火解毒。三诊瘙痒反复，手心热，口渴，大便干，属久病虚热，阴液亏损，无法上腾于口，故口渴，血热无法濡养肌肤，故瘙痒出现反复，加生地、土茯苓、乌梅清热凉血、滋阴生津。四诊手心热、口渴症状基本缓解，故去乌梅，舌红苔白腻，热证稍解，食欲不振，体内仍有湿，湿困脾土，脾失健运，故加入苏梗、陈皮、滑石理气健脾、化湿调中。

案例 9. 葛某，女，59 岁。初诊日期：2014 年 8 月 25 日。

[主诉] 患者周身红斑丘疹伴瘙痒 3 年。

[现病史] 患者 3 年前无明显诱因下躯干部出现红斑丘疹，瘙痒剧烈，无明显渗血渗液，反复发作。曾于外院就诊，外用激素软膏，口服抗过敏药物治疗，皮损稍有缓解，但仍有新发，瘙痒剧烈。夜寐欠安。

[查体] 躯干腰背部可见红色斑丘疹，大小不等，患处皮肤增厚粗糙，伴有抓痕、鳞屑及色素沉着，可见新发皮疹，无明显渗出渗液。口干，小便黄，大便可。舌质红，舌苔白。脉弦。

[西医诊断] 湿疹。

[中医诊断] 湿疮（血热风燥证）。

[治则] 清热润燥，祛风止痒。

[处方] 大青叶 15 g，野菊花 15 g，当归 15 g，珍珠母 30 g，煅牡蛎 30 g，灵磁石 30 g，代赭石 30 g，南沙参 15，紫草 9 g，丹皮 15 g，丹参 12 g，生薏苡仁 30 g，莪术 9 g，黄芩 15 g，赤芍 12 g，生地 30 g，苦参 30 g，生甘草 6，每日一剂，煎汤分两次内服。

二诊（9 月 6 日）：腰背部部仍有红斑丘疹，其余部分消退中,伴见色素沉着,瘙痒较前略有减轻,夜寐已能入睡,脉弦苔薄。治拟原法出入。上方加茵陈15 g,地肤子15 g。

三诊(9月22日):瘙痒较前好转,周身皮损变薄,颜色变淡,无明显鳞屑,自述服上药后胃稍有不适。舌红、苔薄,脉弦。上方改黄芩30 g,加六月雪30 g。随访患者症情持续好转。

[按]本例为典型湿疹。其皮疹对称、色红,伴口干、小便黄、舌红,证属血热,又患者皮肤粗糙、瘙痒难耐、脉弦,证属风燥。首诊以清热润燥为主,兼祛风止痒,方中煅牡蛎、代赭石、灵磁石、珍珠母重镇清热安神止痒;大青叶、紫草、黄芩、生地滋阴清热;丹皮、丹参、赤芍、当归、莪术凉血活血;野菊花、苦参、生薏苡仁清热解毒祛湿。二诊症情皆有好转,但瘙痒仍旧明显,故加强祛风止痒之力,加茵陈、地肤子清虚热止痒。三诊血热证渐解,然久病伤阴,外加服用药物偶有不适,加强黄芩的量,另加六月雪保肝护胃。

案例10. 丁某红,女,40岁,2015年7月27号就诊。

[主诉]周身皮疹伴瘙痒2年,加重3周。

[现病史]患者2年前无明显诱因全身出现红色小丘疹,瘙痒,于某医院就诊,口服抗过敏药并且外用激素软膏后,皮疹减轻,两年来反反复复,饮食不慎,摄入海鲜辛辣等食物,或者工作压力大,熬夜后,全身即出现新的皮疹。刻下:前胸、后背、四肢可见红色丘疹,绿豆大小,无渗液,胃纳可,二便调,夜寐欠佳,口唇干燥,舌质红,苔腻,脉滑。

[西医诊断]湿疹。

[中医诊断]湿疮病(辨证分型:湿热内蕴型)。

[治则]清热利湿,祛风止痒。

[处方]方药:珍珠母30 g,牡蛎30 g,灵磁石30 g,代赭石30 g,大青叶15 g,紫草15 g,当归15 g,赤芍12 g,丹皮12 g,丹

参 12 g,莪术 15 g,薏苡仁 30 g,地黄 30 g,苦参 15 g,秦艽 9 g,白鲜皮 12 g,土茯苓 30 g,茵陈 15 g,大腹皮 12 g,桂枝 9 g,制乌梅 9 g,知母 12 g,甘草 6 g。服药 14 剂。

二诊:患者口干较前好转,去乌梅,续服 14 剂。

[按] 湿疹,又名"湿疮病",可见与"湿"关系密切。情志不遂、肝郁乘脾、嗜食油腻辛辣、脾胃受困,均导致脾胃运化失常,湿热内生;脾胃功能不足,禀赋不耐,复受风湿热邪;内外相搏,浸淫肌肤,发为湿疹。津血同源,湿热为血热之源。湿为阴邪,重浊粘腻,易阻气机,气滞则血瘀,瘀久酿热,煎熬阴血;又阴伤血耗,脉络涸涩,血行不畅,亦成瘀阻。湿热伤津,湿热困脾,津不上承,故口舌干燥。湿疹的一个特点是瘙痒难忍,影响正常的工作、学习,甚至影响夜间睡眠,给患者带来极大的困扰。因此,怎样解决"瘙痒"是一个比较大的难题。

方中苦参、土茯苓、白鲜皮、茵陈等清热利湿,祛风止痒;生地、赤芍、丹皮、丹参、紫草清热凉血,当归养血活血,莪术行气破血;桂枝温经散寒助行血,且可引药入四肢;治湿之余,勿忘解毒,皮肤疾患,多从毒立论,方中大青叶清热解毒,秦艽清内热;珍珠母、牡蛎、灵磁石、代赭石重镇安神止痒;薏苡仁、大腹皮健脾利水祛湿;知母、乌梅生津止渴,甘草调和诸药。

李教授在治疗中,除了用到地肤子、白鲜皮、徐长卿、白蒺藜等祛风止痒的药物外,经常用到珍珠母、牡蛎、灵磁石、代赭石等矿石、贝壳类药物。珍珠母,《饮片新参》:"平肝潜阳,安神魂,定惊痫,消热痞、眼翳。"牡蛎,《海药本草》:"……能补养安神,治孩子惊痫。"《古今名医方论》:"磁石直入肾经,收散失之神……"。这些药物质重沉降,能使上浮之内火下行,达到安眠止痒之目的。

案例 11. 丁某,男,63 岁。初诊日期:2016 年 3 月 9 日。

［**主诉**］周身起疹伴痒 5 年余,加重 2 周。

［**现病史**］患者 5 年前无明显诱因周身起红疹,自觉瘙痒,多方治疗疗效欠佳(具体诊疗过程不详),时轻时重;近 2 周来病情加重,瘙痒剧烈,皮疹逐渐增多。

［**查体**］四肢、躯干散在红斑、丘疹、丘疱疹、抓痕、血痂,皮损对称分布,边界不清;臀部及下肢为重,伴少量渗出;口干,溲赤便干,夜寐不安,舌红苔腻,脉滑数。

［**西医诊断**］湿疹。

［**中医诊断**］湿疮(血热夹湿证)。

［**治则**］凉血清热除湿。

［**处方**］生地 30 g,黄芩 12 g,丹皮 9 g,丹参 30 g,丹参 15 g,赤芍 9 g,大青叶 15 g,苦参 30 g,苍术 12 g,黄柏 12 g,地肤子 15 g,白鲜皮 15 g,土茯苓 30 g,薏米仁 30 g,川牛膝 12 g,荆芥 9 g,防风 9 g,蝉蜕 6 g,徐长卿 12 g,黄芪 30,太子参 15 g,生牡蛎 30 g,灵磁石 30 g,生甘草 6 g。每日一剂,煎汤分两次内服。

二诊(3 月 23 日):瘙痒缓解,无新发皮疹,四肢红斑转淡,渗出明显减少,大便调,心烦失眠,舌红苔薄,脉数。处方:上方加乌梅 12 g,夜交藤 30 g,忍冬藤 30 g,大血藤 15 g,六月雪 30 g。

［**按**］本例为慢性湿疹急性发作的患者,李教授辨证为血热夹湿证,治以凉血清热除湿,予芩珠凉血方合四妙丸加减治疗。湿疮的辨证多认为湿热浸淫、脾虚湿盛、血虚风燥三个证型为主,分别以清热利湿、健脾除湿和养血祛风之法治之,但疗效并不理想,与临床实际多有脱节。李教授对此有着不同见解,指出湿疹皮炎类疾病的发生,无论急性、亚急性或慢性,其病机之中"血热、湿热"始终贯穿始终,故"凉血、除湿"的治疗原则也一以贯之。

血热的概念源于温病学,本指血分有热而引起的诸多症情,如发热、神昏、出血、发斑等为主要表现的症候。而夏氏外科则在临证实践中将一切表现为红色的炎性斑疹、丘疹、风团、紫癜等皮损表现均纳入"血热发斑"的范畴,从而扩大了血热证在皮肤科疾病辨证论治中的应用范畴,临床采用清热凉血潜阳法施治均取得了良好的效果,惯用药物如生地、黄芩、丹皮、丹参、赤芍、大青叶、忍冬藤,血热清则痒自安;同时应用咸寒重镇之品如灵磁石、珍珠母、牡蛎,阳潜则痒自宁。现代医学认为痛痒属神经兴奋范畴,中医属风属火,故认为使用寒性重镇药物,对因风、火等所致的皮肤瘙痒、疼痛有着较好的止痒、镇痛效果。

"湿"是湿疹皮炎类疾病的另一大主要病机,常与"热"相合共同为患。凡湿疹皮炎类疾病见有水疱、渗液、糜烂、浆痂、结节、斑块等表现时,皆可责之于湿邪为患。除湿治法遵循"理脾、清热、利小便"之法,常用药物有黄柏、土茯苓、苦参苦寒直折、泻火燥湿;苍术、薏米仁理脾祛湿;荆芥、防风、白鲜皮、地肤子、蝉蜕、徐长卿祛风止痒;车前子、滑石渗湿利水,使邪有出路。而高龄体虚湿盛者,酌加黄芪、太子参等,祛湿、扶正二者兼顾;伴心烦、夜卧不安者常选乌梅以收敛浮热,除烦安心,乌梅的现代药理研究显示具有很好的抗过敏作用。此外,对于久病需长期服药的患者,李教授惯用六月雪15～30 g,取其疏风利湿、清热解毒、保肝护肝之功。

案例 12. 潘某,男,54 岁,已婚,工人,居住上海市多层住宅小区。初诊:2007 年 9 月 7 日(农历七月 26 日,白露前 1 天)。

[主诉] 全身皮疹伴瘙痒 10 年,加重 1 周。

[现病史] 患者 10 年前起无明显诱因下双小腿伸侧突发红斑、丘疹、水疱,瘙痒剧烈,搔抓后伴流滋水,以激素药膏外用后,皮疹可消退,瘙痒缓解,但易反复发作。近 2 年来,皮疹逐渐延

及大腿、躯干及上肢,服用抗过敏药、外用皮质类固醇药膏后,症状不能完全缓解,局部皮肤增厚,渐显苔藓样化,冬重夏轻。1周前,患者病情加重,全身泛发红斑、丘疹,融合成片,瘙痒剧烈,搔抓后渗出糜烂。伴口渴,夜寐欠安,大便2~3日一行,偏干,小便调。

[查体] 躯干、四肢泛发红斑、丘疹、水疱,色鲜红,散在轻度糜烂面,渗出部分区域皮疹浸润,界限不清,部分皮损上覆淡黄色浆痂;舌暗红,苔白腻,脉弦滑。

[西医诊断] 慢性湿疹急性发作。

[中医诊断] 湿疮病(湿热蕴结型)。

[辨证论治] 患者素体阳盛,又好食烟酒等辛热刺激之品,易助热生火,碍脾生湿。热为阳邪,易入血分,而生血热,故见斑疹鲜红;热盛化燥生风,故感瘙痒剧烈;热邪又易耗伤津液,影响大肠传导失司,故见口渴,便秘;肺与大肠相表里,腑气不畅,必致脏为之所累,肺主皮毛,,故有皮之病变。湿为阴邪,其性黏滞、弥漫,重浊而趋下,袭于腠理,而发于下肢,见水疱、渗液、糜烂,舌苔白腻。四诊合参,证属湿热内蕴。目前主要矛盾是患者感皮损瘙痒剧烈,有渗出,严重影响生活质量,所以本着"急则治其标"的原则,治当清热利湿、解毒止痒。

[处方] 珍珠母30 g,生牡蛎30 g,灵磁石30 g,代赭石30 g,黄芩9 g,生地30 g,丹皮12 g,紫草15 g,马齿苋30 g,地肤子15 g,苦参9 g,土茯苓30 g,白鲜皮15 g,防风9 g,佛耳草9 g,徐长卿9 g,生米仁30 g,制大黄9 g,夜交藤30 g,五味子9 g,乌梅9 g,生甘草6 g。7剂,每日1剂,水煎取浓汁400~500 ml,分两次温服。第三煎多加水煎开,熏洗患处。嘱戒烟慎酒,忌辛辣刺激及海鲜发物,饮食清淡,以防助热动风,碍脾生湿。并尽可能远离过敏原,保持大便畅通。

二诊(2007 年 9 月 14 日)：前方服用 1 周后,未见新发皮疹,瘙痒缓解,痂皮脱落,渗出停止,糜烂修复,口渴得解,夜能入寐,大便通畅,每日 1 次,质中易解。但患者斑、丘疹颜色仍红,"治病必求于本",急症已解,目前治当清热凉血、利湿祛风。处方：珍珠母 30 g,生牡蛎 30 g,灵磁石 30 g,代赭石 30 g,黄芩 9 g,紫草 12 g,赤芍 15 g,丹参 20 g,丹皮 12 g,大青叶 15 g,生薏苡仁 30 g,野菊花 15 g,当归 12 g,地肤子 15 g,生地 20 g,苦参 15 g,土茯苓 30 g,白鲜皮 15 g,荆芥 9 g,防风 12 g,乌梅 15 g,生甘草 6 g。7 剂,日 1 剂,水煎,早晚分服。嘱其戒烟慎酒,忌辛辣刺激及海鲜发物,饮食清淡,以防助热动风,碍脾生湿,大便畅通,保持腑气畅通。

三诊(2007 年 9 月 21 日)：前方再服用 1 周后,瘙痒已解,红斑、丘疹颜色变淡,局部皮肤肥厚,遗留散在色素沉着斑块,舌暗红,苔薄白,脉平。现湿热渐清,患者病程日久,必有瘀滞,又湿热之邪易耗伤阴血,损伤脾气,而见局部皮肤肥厚,遗留色素沉着斑块,故以凉血利湿、活血养血健脾以善其后。处方：黄芩 9 g,赤芍 15 g,丹参 30 g,丹皮 15 g,生米仁 30 g,白术 9 g,野菊花 15 g,当归 12 g,地肤子 15 g,生地 20 g,苦参 15 g,土茯苓 30 g,白鲜皮 15 g,荆芥 9 g,防风 12 g,莪术 30 g,川牛膝 15 g,白芷 9 g,乌梅 15 g,生甘草 6 g。7 剂,日 1 剂,水煎服,早晚分服。嘱戒烟慎酒,忌辛辣刺激及海鲜发物,饮食清淡,以防助热动风,碍脾生湿。

病程观察：此后再以原方随证加减,2007 年 12 月,全身皮疹消退,无明显不适。改予乌蛇止痒丸口服巩固疗效,随访至今未再复发,全身皮肤接近正常。

[按] 湿疹是以皮损多形、对称分布、渗出倾向、瘙痒剧烈、反复发作、缠绵难愈为特点的一类疾病。在我国古代医书中并

没有"湿疹"这个病名,但是对于某些疾病的描写,均与湿疹相似,如"奶癣""四弯风""绣球风""浸淫疮""湿癣""干癣"等。湿疹按其发病过程,可分为急性、亚急性、慢性三个类型。总由风湿热之邪郁于肌肤而成,或因腠理不固,易受外邪,充斥腠理而发病;或因饮食不节,恣食烟酒等辛辣炙热之物伤及脾胃,脾失健运,水湿停滞,郁久化热,浸淫肌肤;或邪气内蕴,化热动风,内不得透达,外不得疏泄;或情志所伤,气血失和,化燥生风所致。

本例患者,平素喜食烟酒炙煿之物,日久助热生火,碍脾生湿。热为阳邪,燔灼血分,故见斑疹鲜红;热盛生风,故感瘙痒剧烈;热邪又易耗伤津液,故见口渴,大便难行;湿为阴邪,其性黏滞,袭于腠理,而见水疱、渗液、糜烂,舌苔白腻。初诊时,患者瘙痒剧烈,渗液糜烂,严重影响日常生活,速当止痒、收敛为要,然又当兼顾其湿热之本,故拟清热利湿、解毒止痒之法。方中选用珍珠母、生牡蛎、灵磁石、代赭石等重镇沉稳之品,取其镇风安神止痒之效,此为治标之选;配合黄芩、紫草、生地、丹皮、马齿苋等清热,地肤子、苦参、土茯苓、白鲜皮等收湿止痒,防风、佛耳草、徐长卿等祛风止痒。二诊时,患者症状解除大半,糜烂、渗出消除,瘙痒不显,皮疹仍红,当从其根本而治,虽前方以利湿为主,但湿热相合,往往稽留难解。"徒清热则湿不退,徒祛湿则热愈炽",故此时清热与利湿不可偏废,方中酌加赤芍、丹参、大青叶等清热凉血之品配合利湿止痒之药,以使"湿邪得去,而热不独存"。三诊时,患者病情已大有起色,但患者病程日久,必有阴血耗伤,脾气受损,瘀滞留存,且脾为运化之本,脾气得运,则气血得生,水湿得化,故此时在清热凉血利湿基础上,又当治以活血养血健脾,标本兼治,扶正祛邪兼顾。湿疹虽临床表现多样,又有分期不同,但是临证只要抓住疾病本质,分清主次,治疗就能胸有成竹,有条不紊,收到满意效果。

（二）接触性皮炎

案例 13. 张某某,男,42 岁,公司职员。初诊时间：2009 年 5 月 12 日。

[主诉] 左踝外侧红斑水疱伴瘙痒 1 天。

[现病史] 患者 2 天前因不慎扭伤左踝部,局部皮肤青紫,疼痛剧烈,不能自行活动,终夜难眠。昨日左足踝红肿胀痛剧烈,至外院骨科就诊,予"跌打膏"(具体不详)外敷,活血通络,消炎止痛。数小时后左足踝疼痛减轻,但瘙痒剧烈,局部起红斑、丘疹、小水疱,伴有心烦急躁,口干口渴,便干尿黄。近一月来未曾服用过任何药物。

[查体] 左足踝外侧敷膏药处大片红肿,界限清楚,其上有密集丘疱疹,夹杂轻度糜烂渗液,舌质红,苔黄腻,脉弦滑。实验室检查：白细胞计数 $9.6×10^9$/L,嗜酸性粒细胞 13%。

[西医诊断] 接触性皮炎。

[中医诊断] 膏药风(毒邪外袭,肌肤蕴热)。

[治则] 清热凉血,除湿解毒。

[处方] 珍珠母 30 g,生牡蛎 30 g,灵磁石 30 g,代赭石 30 g,淡黄芩 9 g,紫草 12 g,徐长卿 10 g,丹参 30 g,牡丹皮 12 g,大青叶 15 g,薏苡仁 30 g,野菊花 15 g,当归 12 g,地肤子 12 g,生地 30 g,苦参 9 g,土茯苓 30 g,白鲜皮 15 g,荆芥 12 g,防风12 g,乌梅 15 g,生甘草 6 g。7 剂,每日 1 剂,水煎取浓汁300 ml,分两次饭后温服。第三煎多加水煎取药汁,熏洗患处,然后涂少量氯地霜。嘱其停用跌打膏,戒烟戒酒;忌辛辣刺激及海鲜发物,饮食清淡,以防助热动风,碍脾生湿。

二诊(2009 年 5 月 20 日)：患者服用 1 周后,左足踝未见新发皮疹,瘙痒减轻,皮损处渗出减少,但皮肤潮红。胃纳差,不欲饮食,大便 3 日未行。舌质红,苔厚腻,脉弦。刻下湿热之象凸现,治当清热利湿。于上方加生大黄(后下)6 g,薏苡仁 30 g,赤芍 12 g,黄柏 9 g,知母 15 g。14 剂,外用药同前。

三诊(2009 年 6 月 5 日):前方再服用 2 周后,大便通畅,瘙痒已解,红斑、丘疱疹基本消退,局部有散在色素沉着斑块,有少量糠状脱屑,舌黯红,苔薄白,脉平。现湿热渐清。患者皮损临床自愈,予上方加生地 30 g,当归 12 g 活血养血益肾健脾以善其后。14 剂。

病程观察:此后再以原方随证加减,2009 年 8 月,左足踝外侧皮疹消退,无明显不适,至今未再复发。

[按] 接触性皮炎,就是外界各种刺激因子,接触皮肤后发生的一种过敏反应。中医古籍中有类似接触性皮炎的记载。《巢氏病源》曰:"人无问男女大小,有禀性不耐漆者,见漆及新漆器,便着漆毒,令人头面体肿,生疮痒痛是也。"中医学认为接触性皮炎是人的皮毛腠理不密,感受外界辛热毒气而成。现在因各种接触物如外用膏药以及接触染料、塑料制品等,都可以引起接触性皮炎,中医统称风毒。此外,中医所称"风毒肿",不仅限于上述的药物性皮炎及接触性皮炎,还包括日光性皮炎在内。在北方可因吃灰藜,在南方可因吃红花草引起。也有人因吃马齿苋、芥菜等引起。由于多食发风动气之物,脾胃运化失健,湿热内生,复因外受风热日晒,风湿热蕴于肌腠,化火化毒,突然发病。

治疗此病忌用辛温散风之药,防其风助火势,肿势等甚。本案患者因扭伤,外用跌打膏后导致皮肤的局限性接触性过敏。外邪入侵,由于平素喜食烟酒辛辣之品,日久助热生火,碍脾生湿。热为阳邪,燔灼血分,故见斑疹鲜红;热盛生风,故感瘙痒剧烈;热邪又易耗伤津液,故见口渴,大便干结;湿为阴邪,其性黏滞,袭于腠理,而见水疱、渗液、糜烂、舌苔厚腻。初诊时,患者瘙痒剧烈,渗液糜烂,严重影响日常生活,速当止痒、收敛为要,然又当兼顾其湿热之本,故拟清热利湿、解毒止痒之法。方中珍珠母、生牡蛎、灵磁石、赭石等重镇之品,取其诊风止痒之效,此为沪上夏氏外科治疗瘙痒经验之法,屡试屡验。配合黄芩、紫草、野菊花、牡丹皮等清热解毒,地肤子、苦参、土茯苓、白鲜皮等收湿止痒,防风、徐长卿等祛风止痒。二诊时,患者症状解除大半,糜烂、渗出消除,瘙痒不显,皮疹仍红,当从根本而治,虽前方以利湿为主,但湿热相合,往往稽留难解。"徒清热则湿不退,徒祛湿则热愈炽",故此时清热与利湿不可偏废,方中酌加黄柏、知母、赤芍等清热凉血之品配合薏苡仁利湿止痒之药,以使"湿邪得去,而热不独存"。加生大黄通便泻热。三诊时,患者病情已大有起色,但因脾气受损,瘀滞留存,且脾为运化之本,脾气得运,则气血得生,水湿得化,故在清热凉血利湿基础上,又当活血养血益肾健脾,标本兼治,扶正祛邪兼顾。

　　案例 14. 汪某,女,42 岁。初诊日期:2013 年 3 月 7 日。

　　[**主诉**] 患者用面膜后瘙痒流滋 3 天。

　　[**现病史**] 患者 3 天前外用网购美白面膜外敷 20 分钟后,自觉部瘙痒剧烈,继之出现红斑、水疱、渗出。曾于自行外用"红霉素软膏",口服抗组胺药,效果不显来诊。

　　[**查体**] 全面部接触部位呈境界清楚的潮红斑片、糜烂渗出。二便可。舌鲜红,苔黄,脉弦。

　　[**西医诊断**] 接触性皮炎。

　　[**中医诊断**] 面游风(风热证)。

　　[**治则**] 祛风清热止痒。

　　[**处方**] 龙骨 30 g,牡蛎 30 g,代赭石 30 g,灵磁石 30 g,丹皮 15 g,荆芥 15 g,防风 15 g,薄荷 3 g,炒苍术 9 g,黄柏 9 g,泽

泻 12 g。每日一剂,煎汤分两次内服。中药饮片药渣煎煮晾凉外敷,一日 2 次,一次 20 分钟。

二诊(3 月 10 日):红斑、水疱、渗出减轻,瘙痒缓解;舌淡红、苔薄,脉平,大便干。原方加生石膏 15 g。

三诊(3 月 17 日):自述瘙痒明显好转,查体红斑颜色转淡、无明显渗出。舌淡红、苔薄,脉平。守原方继续口服。随访患者症情持续好转。

[按] 本例为接触性皮炎。其皮损局限于接触部位,为境界清楚的红斑、丘疹、丘疱疹,严重时可红肿明显并出现水疱或大疱,破后为糜烂面,强酸、强碱刺激可发生表皮剥脱坏死。在皮肤组织比较疏松处如面部、阴囊等处常有明显肿胀。根据病史,本例属变态反应性漆疮。舌鲜红,苔黄,脉弦,证属风热证。首诊以祛风清热、重镇止痒为主。方中龙骨、牡蛎、代赭石、灵磁石重镇清热止痒;丹皮、荆芥、防风、薄荷祛风清热止痒,丹皮又有凉血之功。渗出明显加炒苍术、黄柏、泽泻燥湿止痒。二诊大便干,为太阳、阳明合病,于生石膏清热。

(三) 特应性皮炎

案例 15. 徐某,男,10 岁。初诊日期:2015 年 6 月 10 日。

[主诉] 患者周身红斑伴瘙痒 10 年加重 1 周就诊。

[现病史] 患儿家长述患儿出生不满 2 月头面部即发红疹,渗出明显,就诊时诊断为"婴儿湿疹",予中药外洗后好转;之后约 2 岁时上述症状渐及四肢,尤以肘窝、腘窝、颈部、手腕等处为明显,瘙痒剧烈,而且皮肤干燥脱屑明显,辗转就诊多家医院,以"湿疹"予口服抗组胺药,外用皮质激素药膏,症情时好时坏。患儿每逢 6 月入梅前症状加重,今年亦不例外,皮损加重,渗出明显,苔藓化明显,正常皮肤干燥脱屑,且患者自觉身热,烦躁

易怒。

[**查体**]颈部、肘窝、腘窝、手腕、脚踝红斑、渗出明显,可见明显苔藓化,正常皮肤干燥脱屑,肤热、色素沉着明显;口渴,饮食欠佳,大便干、小便短黄,寐欠佳,时有痒醒,舌红苔白腻,脉滑数。

[**西医诊断**]特应性皮炎。

[**中医诊断**]四弯风(脾虚湿蕴兼血热证)。

[**治则**]健脾祛风。

[**处方**]炒白术 15 g,白茯苓 10 g,黄芩 6 g,赤芍 12 g,徐长卿 6 g,白鲜皮 10 g,防风 6 g,荷叶 6 g,枳壳 6 g,升麻 6 g,甘草 3 g。每日一剂,煎汤分两次内服。

二诊(6 月 24 日):偶见新发皮损,原有皮损颜色由鲜红转为淡红,渗出明显减少,瘙痒减轻;患者仍述烦躁易怒,身热,舌红,苔淡白,脉滑数。原方加栀子 9 g、地骨皮 9 g。

三诊(7 月 7 日):瘙痒明显减轻,渗出明显减少,皮损颜色减淡。皮肤干燥明显,舌红,苔淡白,脉偏数。上方加生地 10 g、黄精 10 g。随访患者症情持续好转。

[**按**]本病例为典型特应性皮炎。其皮疹色红,伴小便短黄,大便干,食欲减退,身热口渴,舌红,苔白腻,脉滑数。证属脾虚湿蕴兼血热证。首诊以健脾祛风、清热凉血为主,方中白术、茯苓健脾利湿;黄芩、赤芍清热凉血;徐长卿、白鲜皮、防风疏风止痒;荷叶、枳壳行气化滞;升麻清热解毒又能引药上行;甘草调和诸药;二诊患者烦躁易怒、肤热,加入栀子、地骨皮清肝泻火、凉血;三诊患者皮损基本减退,皮肤干燥明显,加入生地、黄精,补益脾肾,养阴润燥。

案例 16.黄某,女,12 岁。初诊日期:2016 年 5 月 2 日。

[**主诉**]面部红斑伴瘙痒 3 月。

　　[现病史] 患者3月前面部无明显诱因下出现片状红斑,皮肤干燥,伴有瘙痒。曾自行涂激素药膏,面部曾消退,但易反复,近日皮损加重,皮损范围扩大。自诉无哮喘、鼻炎病史。

　　[查体] 面部皮肤干燥,见片状红斑,上覆灰白色鳞屑,未见丘疹、脓疱,未见色素沉着,伴有剧烈瘙痒,寐差。舌红,苔黄腻。脉滑数。

　　[西医诊断] 特应性皮炎。

　　[中医诊断] 湿疮病(湿热蕴结证)。

　　[治则] 清热利湿。

　　[处方] 珍珠母30 g,牡蛎30 g,灵磁石30 g,代赭石30 g,大青叶15 g,紫草15 g,当归15 g,赤芍12 g,丹皮12 g,丹参12 g,莪术15 g,薏苡仁30 g,生地15 g,苦参15 g,荆芥9 g,防风9 g,秦艽9 g,浮萍9 g,黄芩12 g,六月雪15 g,潼蒺藜9 g,白蒺藜9 g,生石膏15 g,生滑石15 g,桂枝9 g,知母12 g,大腹皮12 g。每日一剂,煎汤分两次内服。嘱其每日中药第三煎冷却后外敷脸,饮食清淡。

　　二诊(5月16日):皮损稍有好转,皮肤干燥减轻,面部仍有红斑,瘙痒;舌红、苔黄腻,脉滑。原方加青蒿30 g,银花15 g,茵陈15 g。

　　三诊(5月30日):瘙痒明显好转,皮损颜色变淡,未见明显鳞屑,自诉食欲缺乏。舌暗红、苔薄黄,脉滑。上方加砂仁3 g,苍术9 g。随访患者症情持续好转。

　　[按] 本例为特应性皮炎。其面部皮肤干燥,见片状红斑,上覆灰白色鳞屑,未见丘疹、脓疱,未见色素沉着,伴有剧烈瘙痒,舌红、苔黄腻,脉滑数,证属湿热蕴结证。首诊以清热利湿为主,方中珍珠母、牡蛎、代赭石、灵磁石重镇清热止痒;大青叶、紫草、丹皮、赤芍、当归、生地、莪术、知母凉血活血,滋阴清热;苦

参、生薏苡仁、生石膏、生滑石、大腹皮清热解毒祛湿;秦艽、潼蒺
藜、白蒺藜、荆芥、防风、浮萍祛风祛湿止痒;桂枝温经通脉;六月
雪疏肝解郁安神。二诊面部仍见红斑,瘙痒剧烈,湿热之毒较
重,加青蒿、银花、茵陈加强清热解毒。三诊湿热之邪易困脾而
见食欲缺乏,加砂仁、苍术健脾化湿。

案例 17. 谭某,女,19 岁。初诊日期:2012 年 6 月 15 日。

[**主诉**]患者周身鳞屑伴瘙痒反复发作 18 年,加重一周。

[**现病史**]患者自诉出生一年后开始出现四肢起红疹、渗
液,逐渐扩展至躯干全身,瘙痒剧烈。时有缓解,反复发作。外
院医院诊断为"特应性皮炎",予以外用多种激素药膏外院,口服
抗组胺药,可短期控制病情,但病情易反复。1 周前开始再次出
现红疹加重、渗液,口服抗组胺药无效来我科就诊。患者平素体
健,偶鼻痒,小便短黄,大便干结,瘙痒剧烈难以入睡。

[**查体**]皮损多形性,躯干皮肤干燥,鳞屑较薄,瘙痒甚;头
皮、四肢伸侧可见鲜红色斑丘疹兼少量渗出;舌红,苔黄腻,小便
黄,大便可,脉滑数。

[**西医诊断**]特应性皮炎。

[**中医诊断**]湿疮(湿热证)。

[**治则**]清热祛湿凉血,重镇祛风止痒。

[**处方**]龙骨 30 g,牡蛎 30 g,代赭石 30 g,灵磁石 30 g,生
薏苡仁 30 g,黄柏 9 g,土茯苓 30 g,苦参 12 g,荆芥 9 g,防风
9 g,丹参 15 g,丹皮 15 g,生地 30 g,刺白蒺藜各 9 g。每日一
剂,煎汤分两次内服。

二诊(6 月 21 日):自述瘙痒明显减轻,查体偶见新发皮损,
原皮损颜色变淡,鳞屑略有减少;舌红、苔薄黄,脉滑,口苦咽干。
原方加龙胆草 3 g,柴胡 9 g。

三诊(6 月 26 日):瘙痒明显好转,无新发皮损,颜色变淡,

无明显鳞屑,自述本次发病时大便干结。舌淡红、苔薄,脉平。上方加炒白术 15 g,首乌 30 g,玉竹 12 g。随访患者症情持续好转。

　　[按] 本例为典型特应性皮炎。其皮疹散发、以红斑丘疹渗出为主,瘙痒剧烈,小便短黄,舌红,苔黄腻,证属湿热。首诊以清热祛湿凉血,重镇祛风止痒为主。方中龙骨、牡蛎、代赭石、灵磁石为夏氏外科"四重汤",功以重镇清热止痒;丹参、丹皮、生地、凉血活血清热;黄柏、生薏苡仁 30 g,生薏苡仁清热祛湿;刺白蒺藜、荆芥、防风祛风清热。二诊口苦咽干,舌红、苔薄黄,脉滑。原方加龙胆草、柴胡以清热疏肝。三诊湿热证缓解,久病伤气阴,大便干结。加白术健脾兼祛湿,加生首乌、玉竹,以滋阴通便。

参考书目

［1］赵辨.中国临床皮肤病学［M］.南京：江苏科学技术出版社,2010.

［2］陈德宇.中西医结合皮肤性病学［M］.北京：中国中医药出版社,2012.

［3］陆德铭.实用中医外科学［M］.第2版.上海：上海科学技术出版社,2010.

［4］李斌.湿疹防治［M］.北京：人民军医出版社,2011.

［5］李福伦,李欣.当代中医皮肤科临床家丛书—李斌［M］.北京：中国医药科技出版社,2017.

［6］李斌,强燕.中西医结合皮肤性病临床手册［M］.北京：科学出版社,2017.

［7］北京中医医院.赵炳南临床经验集［M］.北京：人民卫生出版社,2006.

［8］楼绍来,楼映.海派中医系列丛书—顾伯华［M］.海南：南方出版社,2010.

［9］中国中医研究院广安门医院.朱仁康临床经验集—皮肤外科［M］.北京：人民卫生出版社,2005.

［10］曾宪玉.当代中医皮肤科临床家丛书—徐宜厚［M］.北京：中国医药科技出版社,2014.

［11］张志礼.张志礼皮肤病临床经验辑要［M］.北京：中国医药科技出版社,2001.